Saeed Esmaili

Schmerzmanagment Knieendoprothese- eine Retrospektive Vergleichstudie

Saeed Esmaili

Schmerzmanagment Knieendoprothese- eine Retrospektive Vergleichstudie

Postoperative Schmerztherapie mit kombinierten N.Femoralis-und N.Ischiadicusblocken im kathetertechnik,Patienten Conform

Südwestdeutscher Verlag für Hochschulschriften

Impressum / Imprint
Bibliografische Information der Deutschen Nationalbibliothek: Die Deutsche Nationalbibliothek verzeichnet diese Publikation in der Deutschen Nationalbibliografie; detaillierte bibliografische Daten sind im Internet über http://dnb.d-nb.de abrufbar.
Alle in diesem Buch genannten Marken und Produktnamen unterliegen warenzeichen-, marken- oder patentrechtlichem Schutz bzw. sind Warenzeichen oder eingetragene Warenzeichen der jeweiligen Inhaber. Die Wiedergabe von Marken, Produktnamen, Gebrauchsnamen, Handelsnamen, Warenbezeichnungen u.s.w. in diesem Werk berechtigt auch ohne besondere Kennzeichnung nicht zu der Annahme, dass solche Namen im Sinne der Warenzeichen- und Markenschutzgesetzgebung als frei zu betrachten wären und daher von jedermann benutzt werden dürften.

Bibliographic information published by the Deutsche Nationalbibliothek: The Deutsche Nationalbibliothek lists this publication in the Deutsche Nationalbibliografie; detailed bibliographic data are available in the Internet at http://dnb.d-nb.de.
Any brand names and product names mentioned in this book are subject to trademark, brand or patent protection and are trademarks or registered trademarks of their respective holders. The use of brand names, product names, common names, trade names, product descriptions etc. even without a particular marking in this works is in no way to be construed to mean that such names may be regarded as unrestricted in respect of trademark and brand protection legislation and could thus be used by anyone.

Coverbild / Cover image: www.ingimage.com

Verlag / Publisher:
Südwestdeutscher Verlag für Hochschulschriften
ist ein Imprint der / is a trademark of
AV Akademikerverlag GmbH & Co. KG
Heinrich-Böcking-Str. 6-8, 66121 Saarbrücken, Deutschland / Germany
Email: info@svh-verlag.de

Herstellung: siehe letzte Seite /
Printed at: see last page
ISBN: 978-3-8381-3423-9

Zugl. / Approved by: Berlin, Fakultät der Charité – Universitätsmedizin , Diss., 2008

Copyright © 2012 AV Akademikerverlag GmbH & Co. KG
Alle Rechte vorbehalten. / All rights reserved. Saarbrücken 2012

Diese Arbeit widme ich meiner Frau Farkhondeh Fallahpasand und meiner Tochter Roxana, sie haben während dieser Arbeit viel Geduld mit mir.

Inhaltsverzeichnis

1.	Einführung	5
2.	Grundlagen	7
2.1	Entstehung des postoperativen Schmerzes und Schmerzphysiologie	7
2.2	Vegetative Reaktionen des Organismus auf Schmerz	10
2.3	Schmerzdokumentation und -Messung	10
2.4	Der anästhesiologische Nachbefragungsbogen	11
2.5	Regionalanästhesie, periphere Nervenblockade in der Behandlung postoperativer Schmerzen	12
2.6	Innervation der unteren Extremität	13
2.7	Blockade des N. femoralis	17
2.8	Blockade des N. ischiadicus	18
3.	Ziel und Fragestellung dieser Arbeit	21
4.	Methoden	22
4.1	Vorbreitung der Studie	22
4.2	Prämedikation der Patienten	22
4.3	Femoralis und ischiadicus – Anlage	22
4.4	Intraoperative Phase	23
4.5	Operationstechnik	24
4.6	Postoperatives Schmerzmanagement	24
4.7	Krankenhausliegedauer	25
4.8	Statistische Analyse	25

Inhaltsverzeichnis

5.	**Ergebnisse**	26
5.1.	Vergleichbarkeit der Untersuchungsgruppen	26
5.1. 2	Biometrische Daten	26
5.1.1.2	Vorerkrankungen	27
5.1.2.1	Narkoseführung	28
5.1.2.2	Intraoperative hämodynamische Parameter	29
5.2	Postoperativer Analgetikaverbrauch	31
5.3	VAS- Verlauf	33
5.4	Postoperativer Narkosefragbogen	36
5.5	Krankenhausliegedauer	37
6.	**Diskussion**	39
7.	**Zusammenfassung**	44
8.	**Literaturverzeichnis**	45
9.	**Anhang**	50
9.1	Parameter und Abkürzungen	50
9.2	Postoperativer Narkosefragebogen	51

1. Einführung

Die Bereitstellung einer suffizienten und adäquaten postoperativen Schmerztherapie stellt eine Verpflichtung in der Patientenversorgung dar. Postoperative Schmerztherapie war lange Zeit ein wenig beachtetes Gebiet der Medizin, rückt aber inzwischen zunehmend in das Bewusstsein und war und ist Anlass für zahlreiche Untersuchungen verschiedener Analgesiemöglichkeiten und die Entwicklung neuer Verfahren für die verschiedenen Operationsgebiete.

Die Notwendigkeit einer suffizienten postoperativen Schmerztherapie steht außer Frage, nicht nur im Hinblick auf das Wohlbefinden des Patienten, sondern auch, um den Operationserfolg zu sichern und optimale Vorrausetzungen für die Rekonvaleszenz zu schaffen. Eine unzureichende Schmerztherapie führt neben der psychischen Belastung, wie z.B. Schlafstörung und Angst, auch zu somatischen Alterationen mit Störungen der vegetativen Funktionen wie Atmung, Kreislauf und Verdauung sowie einer Immobilität mit nicht zu unterschätzenden Risiken.

In der klinischen Routine war und ist die systemische Gabe von stark wirksamen Opioiden die häufigste Form der Analgesie. Die systemische Applikation von Opioiden ist jedoch mit einer Reihe von unerwünschten Wirkungen behaftet: Sedierung, Nausea, Emesis, Obstipation, Harnverhalt, und Atemdepression. Gleichzeitig stellt sie jedoch eine relativ ineffektive Methode dar, da immer noch 60-75% aller Patienten postoperativ moderate bis starke Schmerzen erleiden. In den letzten Jahren ist zur Reduktion dieser hohen Rate insuffizient behandelter Patienten das regionale kontinuierliche Katheterverfahren empfohlen worden, da sich hierdurch nicht nur eine effektive Ausschaltung der Schmerzen ergab, sondern darüber hinaus auch der Bedarf an postoperativen Analgetika reduziert worden sei.

Bei großen operativen Gelenkeingriffen, wie der Implantation von Kniegelenkendoprothesen sind postoperative Schmerzen eines der Hauptprobleme. 75% aller Patienten haben postoperativ, vor allem während der Mobilisation, mäßige bis starke Schmerzen. Besonders ausgeprägt sind die Schmerzen innerhalb den ersten 72 Stunden nach der Operation. Ziel einer optimalen Schmerztherapie ist es, das Verfahren mit den geringsten unerwünschten Effekten, bei guter Analgesie, zum Einsatz zu bringen. Dieses Problem lässt sich mit einer kontinuierlichen Form der Schmerztherapie gut bewältigen.
Die Methoden der regionalen Katheterverfahren ermöglichen über die größere Patientenzufriedenheit hinaus eine frühere intensive Mobilisation und die Verringerung der Liegedauer.

In einer Regelversorgungseinrichtung mit dem Schwerpunkt der Endprothetik (Knie-TEP, Hüft-TEP und Schultereingriffe) wurde eine unzureichende postoperative Schmerztherapie, durch Auswertung der postoperativen Narkosefragebögen von 500 Patienten, als ein relativ häufiges Problem erkannt. Es wurden zur Verbesserung des Schmerzmanagements bei Patienten mit Knie-Endoprothese in der ersten Phase eine spezielle Schmerztherapie, eine Blockade des N. femoralis mittels Kathetertechnik sowie die routinemäßige Messung und Dokumentation der Schmerzstärke etabliert. Die Schmerzprotokolle, die bei den Schmerzvisiten ausgefüllt wurden, ergaben eine schlechte Analgesie des N. ischiadicus bei der Femoralisblockade. In der zweiten Phase wurde nach der anfänglich isolierten Femoralisblockade die spezielle Schmerztherapie durch einen zusätzlichen Ischiadicusblock erweitert.

Ziel der geplanten retrospektiven Vergleichsstudie war es, den Zusammenhang zwischen Schmerzfreiheit mit der speziellen Schmerztherapie Femoraliskatheter im Vergleich zur Kombination Femoraliskatheter plus Ischiadicuskatheter und dem unterschiedlichen perioperativ und postoperativ zusätzlichen Analgetika-Bedarf sowie die Krankenhausliegedauer zu untersuchen.

2. Grundlagen

2.1 Entstehung des postoperativen Schmerzes und Schmerzphysiologie

Die Nozizeption ist ein eigenes Schutzsystem des Menschen, das ihn in die Lage versetzt, drohenden Gewebeschäden zu entgehen und somit auch Verletzungen zu vermeiden. Deswegen reagiert der Mensch auf schädigende Reize reflektorisch durch Wegziehen des betroffen Körpergebietes von der Noxe. Der Organismus lernt durch die aufgetretene Schmerzempfindung solche Reize in Zukunft zu vermeiden.
Treten größere Verletzungen auf so ist der Betroffene für einige Zeit schmerzfrei. Diese vorübergehende Analgesie schafft die Voraussetzung für die Flucht aus dem Gefahrenbereich. Danach einsetzende Schmerzen stellen den verletzten Körperteil ruhig und unterstützen so die Heilung.

Während der akute Schmerz sinnvoll sein kann, haben chronische Schmerzen keinen Nutzen. Sie mindern die Lebensqualität und beeinflussen negativ das Herz-Kreislauf- und Immunsystem. Es ist durch mehrere Untersuchungen bekannt, dass die einzelnen Gewebe unterschiedliche Schmerzempfindungen haben. Die Haut hat ein hoch entwickeltes nozizeptives System für viele, jedoch nicht alle schädigenden Reize. Der dadurch entstehende Oberflächenschmerz ist gut zu lokalisieren. Suboptimale Lokalisation besteht in tiefer liegenden Muskeln, Gefäßen, Gelenkkapseln und bei übertragenem Schmerz. Zum Beispiel können von den Brust- und Baucheingeweiden bei plötzlicher Kapseldehnung sowie bei isometrischen Kontraktionen heftigste Schmerzen ausgehen, die übertragen werden und nicht optimal zu lokalisieren sind. Die übertragenen Schmerzen treten in der Regel in Hautregionen auf, welche von denselben Rückenmarksegmenten, wie das betroffene Organ sensibel versorgt werden.

Art und Lokalisation eines kurz dauernden Schmerzes werden ähnlich wie bei anderen somatischen Sinneseindrücken überwiegend kognitiv wahrgenommen. Wenn der Schmerz langer anhält wird die kognitive Wahrnehmung zunehmend vom Leiden überdeckt. Diese führt zur Abnahme von Antrieb, Appetit, Vigilanz und Lebensqualität. Affektive und kognitive Anteile des Schmerzerlebnisses können sehr unterschiedlich ausgeprägt sein: So besitzen Oberflächenschmerzen nur geringe, Tiefen und Eingeweideschmerzen dagegen sehr ausgeprägte Komponenten, die durch Angst und Ungewissheit weiter verstärkt werden können. (1)

Durch die Rezeptoren, die Teile von Nervenzellen sind, wird eine Gewebeschädigung gemeldet, deren Zellkörper in den Spinalganglien oder den entsprechenden Ganglien der Hirnnerven liegen. Die häufig weit verzweigten Endungen ihrer dünnen Axone stellen die eigentlichen Nozizeptoren dar. Sie sind normalerweise ohne Reiz nicht aktiv und reagieren nur auf solche Reize, die das Gewebe zerstören oder bedrohen. Sie senden Aktionspotentiale in Abhängigkeit von der Reizstärke über ihre Axon an das zentrale Nervensystem. Je stärker der Reiz umso höher ist die Impulsfrequenz des einzelnen Nozizeptors; desto mehr Nozizeptoren gereizt werden, desto stärker ist der Schmerz.

Die Nozizeptoren signalisieren dem Nervensystem nicht nur drohende oder eingetretene Gewebeschädigungen, sie greifen auch selbst in Abwehr- und Heilungsvorgänge ein. Wird ein Nozizeptor gereizt, setzt er seine zahlreichen Peptide frei, unter denen besonders die Substanz P eine wichtige Rolle spielt. Die Substanz P führt zur Freisetzung von Histamin aus den Mastzellen. Dies verursacht eine Gefäßerweiterung und reizt benachbarte

Rezeptoren, die dann ebenfalls Substanz P freisetzen und so zu einer Ausbreitung der Entzündung beitragen.

Die Substanz P bewirkt zusätzlich eine Leukozyteneinwanderung sowie Immunvorgänge und beeinflusst die Fibroblastenaktivität im verletzten Gewebe (2).

Man kann auch generell gewisse Aspekte des Schmerzgeschehens bestimmten und zentral-nervösen Strukturen zuordnen. Im Rückenmark wird die Information aus den Nozizeptoren zu motorischen und sympathischen Reflexen übergeleitet. Der Kreislauf und die Atmung werden im Hirnstamm durch Einfließen nozizeptiver Informationen mit beeinflusst. Hier bestehen Querverbindungen zur Formatio reticularis, die Wachheit und Aufmerksamkeit bestimmt.

Die nozizeptiven Informationen erreichen im Zwischenhirn den Thalamus, wo die Schmerzempfindung entsteht. Von hier gelangen die Signale zum Großhirn, zum Hypothalamus und zur Hypophyse. Im limbischen System wird die affektive Komponente des Schmerzes bestimmt, während das Großhirn für bewusste Erkennung und Lokalisation von Schmerzen sowie für zielgerichtete Handlungen zuständig sein soll, um jene zu vermeiden. Über das erste Neuron wird die nozizeptive Information aus der Peripherie zum Rückenmark gebracht. Man unterscheidet multirezeptive Neuronen (Klasse 2 - Neurone) von spezifisch nozizeptiven Neuronen (Klasse 3- Neurone).
In der Substantia gelatinosa werden nozizeptive erregende Signale mit supraspinalen hemmenden Impulsen verschaltet. Vom Hinterhorn gibt es drei Ausgänge: motorische Reflexe, Sympathikusreflexe und aufsteigende Bahnen.

Der Schmerz ist ein komplexes Zusammenspiel von supraspinalen Einflüssen (2) sowie zahlreichen differenzierten Signalen mit hemmenden Transmittern, wie z.B. Endorphinen, Enkephalin, Serotonin, Noradrenalin, Adrenalin, GABA, Glycin, Somatostatin und erregenden Transmittern wie Substanz P, Glutamat und CGRP (Calcitonin gene-related peptide). Der Informationsaustausch mit den höheren zentralnervösen Zentren findet zu einem wesentlichen Teil über den Vorderseitenstrang der Gegenseite statt.

Die medialen Thalamuskerne, in denen wohl die Schmerzempfindung entsteht, erhalten ihre Signale vom Hirnstamm. Die Kerne des ventrobasalen Thalamus stehen in direkter Verbindung mit den nozizeptiven Rückenmarkssignalen. Diese werden zum somatosensorischen Kortex weitergeleitet. Dort wird die kognitive Schmerzwahrnehmung vermittelt. Die Hirnrinde kann auf vielfältige Weise den Signalstrom an unterschiedlichen Stellen im Nervensystem regulieren und modifizieren sowie die Zahl der für die Nozizeption eingesetzten Neuronen dem Bedarf anpassen, so dass bei unversehrtem Organismus nur wenige, nach Gewebeschäden aber viele Neurone durch Schmerzreize aktivierbar sind (3).

Die Empfindlichkeit der Nozizeptoren kann sich durch eine Verletzung erheblich verändern. Während unmittelbar auf das Trauma für eine kurze Zeitspanne ein hyp oder analgetischer Zustand eintritt, folgt auf diesen eine lang anhaltende Schmerzphase. In dieser Schmerzphase kann ein leichte Berührung oder eine geringste Bewegung des verletzten Körperteils heftigste Schmerzen auslösen (Hyperalgesie). Diese Überempfindlichkeit der Nozizeption bildet sich dann zurück, wenn durch eine erzwungene Ruhigstellung die Verletzung ausgeheilt ist. Sowohl der Nozizeptor, wie auch die zentralen Neurone der Nozizeption nehmen an dieser Empfindlichkeitsverstellung teil.

Zusätzlich zu den Modulatorsystemen, mit denen der Kortex den afferenten Signalstrom auf allen Stufen zentralnervöser Informationsverarbeitung hemmen kann, besitzt die Nozizeption ein eigenes, mächtiges Hemmsystem, das den Einstrom nozizeptiver Signale in das ZNS unterbrechen kann ohne die übrigen somatischen Sinne zu beeinflussen.
Diese endogene Schmerzhemmung wird bei Verletzungen gezielt auf die verletzte Körperregion eingeschaltet und bewirkt dort eine vorübergehende Schmerzfreiheit sowie das Ausbleiben von motorischen und autonomen Reflexen.

Steuerzentrale des endogenen Schmerzhemmsystems sind die Raphekerne. Sie leiten ihre Signale über den dorsolateralen Funiculus zum Hinterhorn des Rückenmarks (Substantia gelatinosa) und hemmen dort sowohl die Freisetzung der Transmitter aus den synaptischen Endungen der Nozizeption, wie auch diejenigen Nervenzellen, welche die nozizeptiven Signale empfangen. Das endogene Schmerzhemmsystem wird aktiviert durch nozizeptive Signale aus dem Vorderseitenstrang sowie durch Nervenzellen des zentralen Höhlengraus im Mittelhirn. Letztere erhalten Signale vom Hypothalamus und Strukturen des limbischen Systems. Bemerkenswert ist, dass das endogene Schmerzhemmsystem sowohl im Rückenmark, wie auch im Hirnstamm endogene Opioidpeptide und Katecholamine zur Signalübertragung benutzt. Die synaptischen Rezeptorproteine für diese Überträgerstoffe binden aber auch die exogenen Opioide, die deshalb bei systemischer und rückenmarksnaher Gabe eine starke schmerzhemmende Wirkung entfalten (3).

Die bei einer Verletzung aufgetretene Zerstörung von Zellen und der Austritt von Blutbestandteilen aus eröffneten Gefäßen setzen eine Reihe von Stoffen frei, welche die Nozizeption direkt reizen. Diese Empfindlichkeitssteigerung führt dazu, dass die Nozizeptoren auf die schon freigesetzten Schmerzstoffe verstärkt reagieren, so dass selbst der schwache Gewebedruck des Entzündungsödems als Reiz wirksam wird und dass schlafende Nozizeptoren zur Aktivität erwachen. Werden die Nozizeptoren sensibilisiert, wird auch eine leichte Berührung der entzündeten Haut um eine Verletzung herum als schmerzhaft empfunden. Diese Überempfindlichkeit bezeichnet man als primäre Hyperalgesie, wenn sie auf den oben genannten Gewebeveränderungen beruht und auf diese Areale begrenzt ist. Mit dem Abklingen der Entzündung und dem Fortscheiten der Heilung sinkt die gesteigerte Empfindlichkeit der Nozizeptoren auf ihr normales Niveau ab.

Der bei einer akuten Verletzung durch Reizung von Nozizeptoren und Zerstörung ihrer Axone ausgelöste blitzartige Signaleinstrom in das Rückenmark führt bei zentralen Empfängerneuronen zu einer Verstellung ihres Übertragungsverhaltens: Vorher inaktive Synapsen werden plötzlich aktiviert. Diese bedeutet, dass bei gleich bleibendem Eingangspegel der Signalstrom zunehmen wird (zentral Sensibilisierung). Dabei werden nicht nur weitere Nozizeptoren funktionell mit der Empfängerzelle verbunden, sondern auch niederschwellige Mechano und Thermorezeptoren. Dies führt dazu, dass leichteste Berührungsreize nun auch fern der verletzten und entzündeten Stelle Schmerzen.
Die gesteigerte zentrale Erregbarkeit kann auch zu einer verstärkten autonomen und motorischen Reflextätigkeit führen. Aus diesen Reaktionen können zusätzliche Schmerzquellen entstehen (3).

Die sekundäre Hyperalgesie unterscheidet sich von der primären Hyperalgesie durch eine zentrale Sensibilisierung mit einer Ausdehnung der schmerzempfindlichen Zonen in gesunde Bereiche hinein. Dieser Zustand der zentralen Sensibilisierung dauert in Abhängigkeit von der Stärke des anhaltenden nozizeptiven Reizes Minuten bis Wochen. Das Abklingen kann durch einen anhaltenden Zustrom nozizeptiver Signale verzögert werden (3).

Der akute Schmerz wurde über lange Zeit mit seinen Abwehrreaktionen als ein rein physiologisches Phänomen beschrieben. Inzwischen ist aus einer Reihe von Grundlagenstudien bekannt, dass auch dieser scheinbar physiologische Vorgang einen Weg in eine lang anhaltende Pathologie hervorrufen kann. Schmerzen können zu tief greifenden Störungen auf molekularer Ebene, sowohl in der Peripherie als auch im zentralen Nervensystem führen. Solche Veränderungen, hauptsächlich im Bereich des Rückenmarks, können aus einem kurzen akuten Schmerz eine chronische Schmerzkrankheit machen. Dieser krankhafte Zustand wird eingeleitet über die Induktion der „cellular early genes" (4). Auf diese Art wird eine pathologische Schmerzverarbeitung im Rückenmark gebahnt.

2.2. Vegetative Reaktionen des Organismus auf Schmerz

Wie in dem vorangegangenen Abschnitt dargestellt, besteht eine Verknüpfung von Schmerz- empfinden und verschiedenen, damit assoziierten vegetativen Reaktionen des Organismus. Die im EEG ableitbare, durch Schmerzreiz vermittelte, Weckreaktion (5) führt u. a. zu einer Tonusveränderung des vegetativen Nervensystems, wobei vor allem der Sympathikus betroffen ist.

Die physiologischen Reaktionen, die eine solche Sympathikussteigerung anzeigen können, sind die Änderungen von Herzfrequenz, Blutdruck und Atmung. Es liegt daher nahe diese Parameter zur Quantifizierung von Schmerzempfindungen heranzuziehen (5, 6).

Der Schmerz ist einer der wichtigsten Stressoren, auf die der Organismus mit einer relativ einheitlichen endokrinen Antwort reagiert. In den letzten 25 Jahren wurden die Reaktionen auf perioperative Stressoren und der Postaggressionsstoffwechsel intensiv erforscht (7, 8, 9). Schmerzen spielen in der perioperativen Phase eine Hauptrolle. Infolgedessen kann eine suffiziente Schmerzausschaltung die Stressantwort vermindern. Betrachteten wir die Veränderungen, die im Rahmen der Stressreaktion vor sich gehen wird uns klar, weshalb eine ausreichende Stressabschirmung durch eine suffiziente Analgesie nicht nur eine Frage des Patientenkomforts, sondern ein wesentlicher Faktor für den postoperativen Heilungsverlauf ist.

Die typischen Folgen der endokrinen Stressreaktion sind ein erhöhter Sauerstoffverbrauch, vermehrte Herzarbeit sowie gesteigerte Atemarbeit mit der Gefahr der kardialen und respiratorischen Dekompensation. Außerdem entsteht ein Katabolismus in dessen Folge es zu einer gestörten Wundheilung kommen kann und der zu einer Schwächung des Immunabwehrsystems mit einer gesteigerten Infektionsanfälligkeit der Patienten führt.

2.3 Schmerzmessung und -dokumentation

Für eine adäquate Schmerztherapie ist eine Schmerzmessung und dokumentation notwendig. Dieser Tatsache wird allerdings im klinischen Alltag nur selten Rechnung getragen. Wie bereits dargestellt, ist Schmerz ein komplexes psychophysisches Erlebnis, das nur schwer zu quantifizieren ist. Dennoch stehen heute verschiedene Verfahren zur subjektiven Schmerzmessung zur Verfügung. Von besonderer Bedeutung sind hierbei die sogenannten Kategorial- und Analogskalen (10,11).

Kategorialskalen enthalten eine begrenzte Zahl von verbalen Schmerzdeskriptoren, die sich sowohl auf die Intensität, als auch auf den Charakter des Schmerzes beziehen können (geringer, mäßiger, starker, maximal vorstellbarer Schmerz oder leicht, lästig, störend, schrecklich, quälend).

Nachteilig an diesem, für Patienten nicht verständlichen Verfahren ist, dass Lage und Abstände der deskriptiven Begriffe nicht exakt definiert bzw. konstant sind, weshalb keine quantitative Messung möglich ist (12).

Ein umfassendes, international weit verbreitetes, mehrdimensionales Instrumentarium stellt das McGill Pain Questionnaire dar, welches überwiegend in der chronischen Schmerztherapie zur Anwendung kommt (13).

Bei den Analogskalen wird der Patient aufgefordert die Empfindungsstärke in einem vorgegebenen Kontinum einzuordnen. Hier haben die visuellen Analogskalen die weiteste Verbreitung gefunden. Unter den verschiedenen Modellen von visuellen Analogskalen (VAS) setzt sich zunehmend die ungeteilte, nicht mit Kommentaren versehene, Linie durch (14/15).

Die im Rechenschieberformat konzipierte Skala hat sich bewährt (15, 16). Dabei handelt es sich um einen 10 cm langen Balken, dessen linkes Skalenende weiß ist und dem Extrem „überhaupt kein Schmerz" entspricht. Das rechte Skalenende ist beim Schieben des flexiblen Anteils rot (zusätzliche Beschriftung von 1 bis 10) und entspricht dem Extrem „maximal vorstellbarer Schmerz".

Auf der Skalenrückseite, für den Patienten nicht einsehbar, ist dem Balken entsprechend ein Lineal mit den Werten von 0 (kein Schmerz) bis 10 (maximal vorstellbarer Schmerz) aufgetragen. Vorteile dieses Skalentyps sind die einfache Handhabung in Kombination mit guter statistischer Auswertbarkeit.

Numerische Ratingskalen stellen einen Kompromiss zwischen verbalen Deskriptoren und den visuellen Analogskalen dar, hierbei muss der Patient eine Zahl zwischen 0 und 100 nennen, die seine Schmerzintensität am besten beschreibt, wobei die Extreme wie bei der VAS definiert werden (16).

2.4 Der Anästhesiologische Nachfragungsbogen

Die Erfassung des postoperativen Patientenbefindens ist Bestandteil der Ergebnisqualität anästhesiologischen Handelns (17). Sie betrifft die Beschreibung von körperlichen Symptomen und Beschwerden aus der Sicht des Patienten (z.B. Schmerzen, Angst, Übelkeit, Wohlbefinden). Hierbei sind vor allem solche Symptome von besonderem Interesse, die direkt durch ärztliches Handeln vor, während und nach der Anästhesie hervorgerufen oder beeinflusst werden können (18, 19, 20, 21). Neben der Symptombeschreibung stellt die Patientenzufriedenheit eine Bewertung des Patienten dar, die sich sowohl auf einzelne Merkmale des anästhesiologischen Handelns beziehen kann (Aufklärungsgespräch, Narkose und postoperative Schmerztherapie), als auch mit dem eigenen Genesungsprozess. Der postoperative Narkosefragebogen (ANP von Hüppe, Klotz und Schmucker) ist ein geeignetes Messverfahren zur Messung postoperativer

Symptome und der Patientenzufriedenheit. Diese entspricht im klinischen Alltag anwendbar auch den Gütekriterien der Testtheorie.
Die Anwendung des postanästhesiologischen Befragungsbogens erfolgte sowohl in der Allgemeinchirurgie als auch für Patienten in der Herzanästhesie. Dabei ließen sich zum Einen gute Testgüteeigenschaften des Fragebogens belegen (22), die den Einsatz in der Qualitätssicherung legitimieren, zum Anderen zeigte sich, dass das Messinstrument für forschungsbezogene Fragestellungen verwendet werden kann (23).

2.5 Regionalanästhesie, periphere Nervenblockade in der Behandlung postoperativer Schmerzen

Die Vorteile der kontinuierlichen lumbalen Epiduralanästhesie und der peripheren Regionalanästhesie im Vergleich zur multimodalen systemischen Analgesie sind gut belegt (24, 25). Die regionalen Verfahren haben häufig im Vergleich zur systemischen Analgesie folgende Vorteile:

- Geringerer Blutverlust als bei systemischer Analgesie
- Geringere Einschränkung der Vigilanz
- Bessere Analgesie in Ruhe, vor allem aber bei Bewegung (24, 25)
- Bessere und schnellere Mobilisierbarkeit und verbessertes rehabilitatives Ergebnis
- Geringeres Thromboserisiko
- Größere Zufriedenheit der Patienten
- Verkürzte Krankenhausliegedauer und Rehabilitationszeit

Im Unterschied zum rückenmarknahen Regionalanalgesieverfahren hat die Blockade peripherer Nerven den Vorteil, dass keine beidseitigen Störungen der Motorik und praktisch keine Einschränkungen der Blasenfunktion auftreten(einzige Ausnahme, die äußerst selten ist: Harnverhalt bei transglutealer Ischiadikusblockade nach Labat) (26).
Darüber hinaus besteht bei einer peripheren Nervenblockade eine geringere Gefahr, dass es aufgrund der Thromboseprophylaxe zu einer Blutung kommt. Die Gefahr der Querschnittslähmung, einer seltenen, aber folgenschwere Komplikation der rückenmarksnahen Anästhesie besteht ebenfalls nicht.

Bei Kniegelenkprothesen bieten periphere Blockadeverfahren die volle Mobilität und grundsätzlich volle Belastbarkeit, da nur die Nerven der operierten Extremität blockiert werden und mit der Verwendung langwirksamer Lokalanästhetika eine langanhaltende Analgesie bei geringer oder fehlender motorischer Blockade erzeugt wird. Capdevila et al konnten zeigen, dass Regionalanästhesieverfahren zur postoperativen Schmerztherapie die Rehabilitationsdauer verkürzen. Weiterhin zeichnen sich diese Verfahren durch eine große Patientenzufriedenheit aus. Darüber hinaus wird diskutiert, ob regionale Anästhesieverfahren eine Präventionsmöglichkeit der Chronifizierung starker Schmerzen darstellen könnten (27).

Die Durchführung der Regionalanalgesieverfahren in der postoperativen Schmerzbehandlung kann durch verschiedene Faktoren limitiert sein:

- Die Regionalanalgesieverfahren erfordern zuerst im Vergleich zur systemischen Analgesie mehr technischen und personellen Aufwand, anatomische Kenntnisse, handwerkliche Fertigkeiten und Können, sind also „ausbildungsintensiv".

- Vielfach wird argumentiert, daß Regionalanalgesieverfahren auf allgemeinen Pflegestationen besonders aufwendig in der Überwachung seien. Diese Annahme können wir aus unserer Erfahrung mit peripheren Katetherverfahren nicht bestätigen. Die systemische Opioidtherapie (PCA) beinhaltet kein geringeres Risiko. Beide Verfahren haben daher konsequenter Weise einen vergleichbaren Überwachungsaufwand.

Generell liegen die Vorteile der Regionalanalgesieverfahren aus heutiger Sicht vornehmlich in der postoperativen Schmerztherapie, also bessere Analgesie, weniger systemische Nebenwirkungen (Übelkeit, Vigilanzminderung, hypoxämische Episoden, Atemdepression) und damit bessere postoperative Mobilisation. Dies sind wesentliche Argumente im Vergleich zur konventionellen Opioidtherapie. Auch die Vorteile im Bezug auf das funktionelle Operationsergebnis und den Heilungsprozess werden angeführt (28).

2.6 Innervation der unteren Extremität

Die Innervation der unteren Extremität erfolgt über den Plexus lumbosacralis, der sich aus dem Plexus lumbalis (L1-L4, zum Teil auch Fasern aus Th12 und L5) und dem Plexus sacralis (L5-S4, zum Teil auch Fasern aus L4) zusammensetzt (Abb.1). Der Plexus lumbosacralis kann stärkeren anatomischen Variationen unterworfen sein. Auch die Versorgungsgebiete der einzelnen Nerven an Bein und Fuß können deutlich variieren. Der Plexus lumbalis verläuft im Lendenbereich zwischen dem (ventral davon gelegenen) M. psoas major und dem (dorsal davon gelegenen) M. quadratus lumborum. Im Bereich des Beckens verläuft der Plexus lumbalis zwischen M. psoas und M. iliacus. Die Nerven des Plexus lumbalis verlaufen zur Vorderseite des Beines. Der Plexus sacralis verläuft kaudal des Plexus lumbalis und verlässt das Becken durch das Foramen ischadicus majus nach dorsal. Die Nerven des Plexus sacralis ziehen zur Rückseite des Beins.

Die wichtigsten Nerven des Plexus lumbalis sind:

- N. cutaneus femoris lateralis (L2/L3): Er stellt einen rein sensiblen Nerv dar und versorgt die Oberschenkelaußenseite.
- N. femoralis (L2-L4, zum Teil auch Fasern aus L1): Er versorgt sensibel den ventralen und medialen Oberschenkel, zum Teil das Hüftgelenk, überwiegend das Periost des Femurs sowie große Teile des Kniegelenks. Sein sensibler Endast, der N. saphenus, versorgt die mediale Seite des Unterschenkels bis zur Großzehe (Abb. 2 und 3). Motorisch versorgt der N. femoralis den M. quadriceps femoris (Kniestreckung, Hüftbeugung), den M. sartorius und den M. pectineus.
- N. obturatorius (L3/L4, zum Teil auch Fasern aus L2): Er versorgt sensibel einen Teil der Oberschenkelinnenseite und teilweise die Haut über dem medialen Knie, zum Teil auch das Hüft- und Kniegelenk. Motorisch innerviert er die Muskelgruppe der Adduktoren und den M. gracilis.

Die wichtigsten Nerven des Plexus sacralis sind:

- Der N. ischiadicus (L5-S3, zum Teil auch Fasern aus L4). Er versorgt sensibel den dorsalen Oberschenkel (über den N. cutaneus femoris posterior) sowie den gesamten Unterschenkel und Fuß mit Ausnahme eines Hautstreifens am medialen

Unterschenkel und medialen Fuß, der durch den N. saphenus (den Endast des N. femoralis) innerviert wird. Motorisch vermittelt der N. ischiadicus die Kniebeugung, außerdem innerviert er die Wadenmuskulatur. Der N. ischiadicus teilt sich im Bereich der kranialen Kniekehle in den N. tibialis und den N. peronaeus (fibularis) communis.

- Der N. tibialis (L5-S3) vermittelt Plantarflexion und Suppination des Fußes
- Der N. peroneus communes (L5-S3) vermittelt Dorsalflexion und Pronation des Fußes (Striebel 2003, Clara 1959).

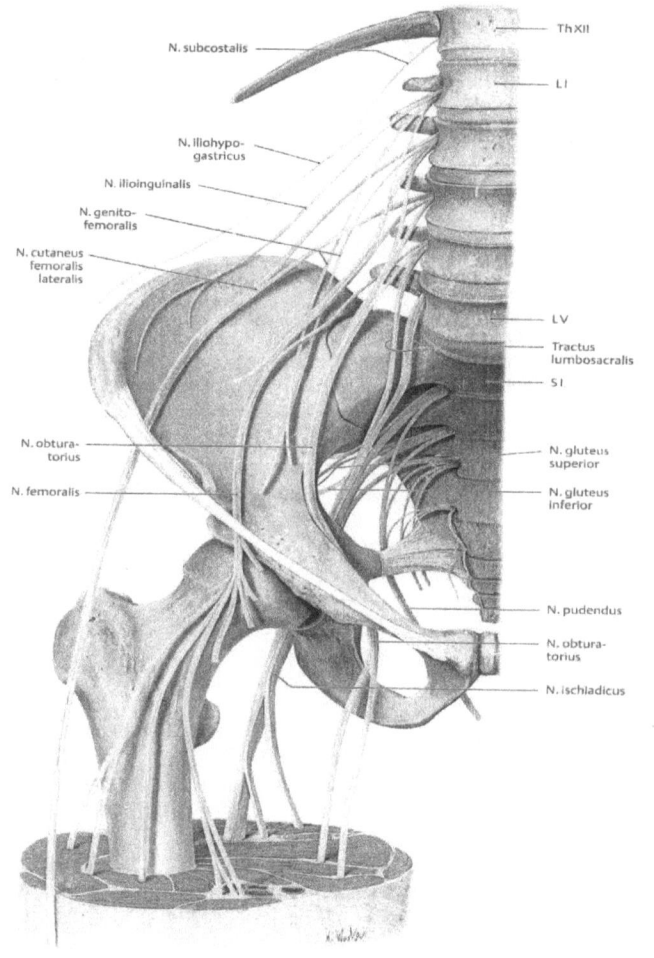

Abb.1: Ansicht von ventral. Die Nerven des Plexus lumbalis zeigen nach ventral, die des Plexus sacralis nach dorsal.

1 N. cutaneus femoris
   lateralis
2 N. femoralis
3 N. peronaeus
4 N. saphenus
5 N. ischiadicus
6 N. cutaneus femoris
7 N. cutaneus femoris
   posterior
8 N. obturatorius
9 N. tibialis posterior
10 N. fibularis superficialis
11 N. fibularis profundus
12 N. plantaris medialis
13 N. plantaris lateralis
   (N. tibialis)

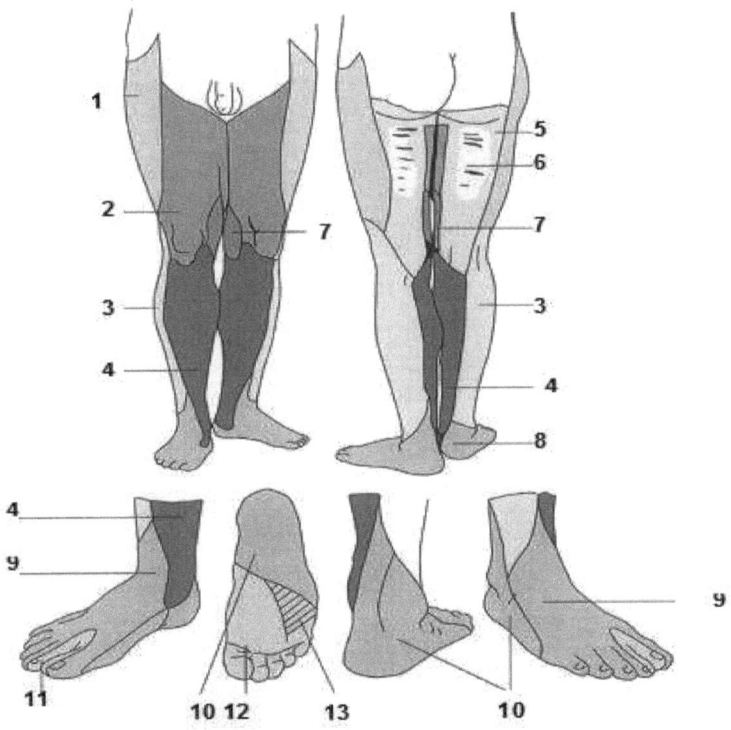

Abb.2: Sensible Versorgung der unteren Extremität (Meier, Büttner: Kompendium peripherer Nerven, Arcis Verlag) @G. Meier - J. B Ottner - AstraZeneca

1 N. ischiadicus
2 N. obturatorius
3 N. tibialis
4 N. femoralis
5 N. peronaeus/
  fibularis communis

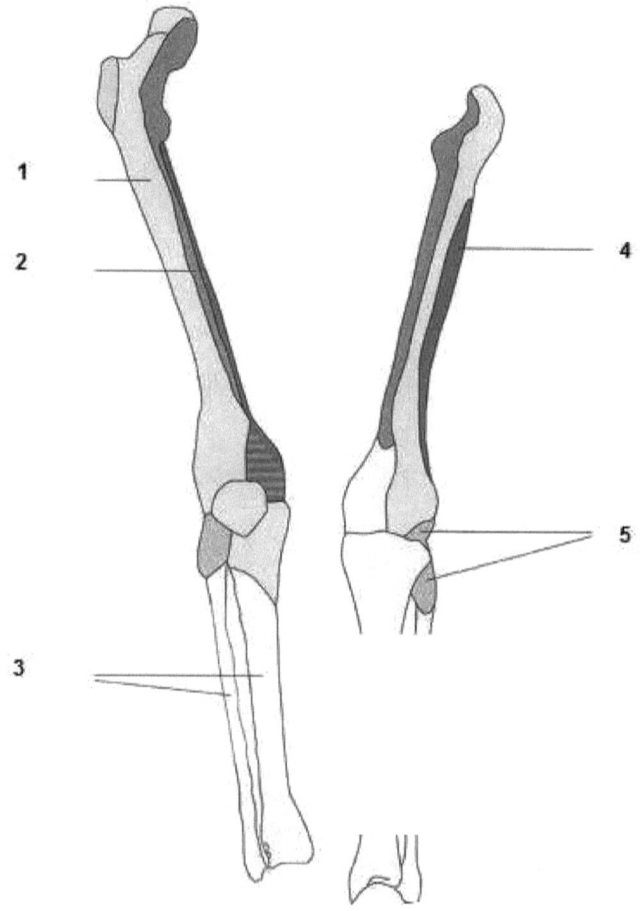

Abb.3: Sensible Versorgung der knöchernen Struktur (Meier, Büttner: Kompendium peripherer Nerven, Arcis Verlag)

2.7 Femoralisblockade

Die inguinale paravaskuläre Technik der 3 in 1- Nervenblockade wurde bereits 1973 von Winnie beschrieben (29). Sie umfasst die Injektion eines Lokalanästhetikums in die perineurale Bindegewebsscheide des N. femoralis, an dessen Durchtritt zum Oberschenkel in Höhe des Ligamentums inguinale, um den Plexus lumbalis, durch die Injektion eines Lokalanästhetikums unterhalb des Leistenbandes zu blockieren. Die Faszienhülle des N. femoralis zwischen M. psoas und M. iliacus dient dabei als Führungsssschiene für die Ausbreitung des Lokalanästhetikums nach kranial zum Plexus lumbalis. Theoretisch kann dabei eine gleichzeitige Blockade der dem Plexus lumbalis zugehörigen Nerven (N. femoralis, N. obturatorius und N. cutaneus femoralis lateralis) erreicht werden.

Sowohl bei der Femoralisblockade mit Einmalinjektion, als auch bei dem Femoraliskatheter befindet sich der Patient in Rückenlage und der Oberschenkel ist um 15° abduziert. Man sucht sich als Orientierungspunkte das Ligamentum inguinale als Verbindungslinie zwischen Tuberculum pubicum und Spina iliaca anterior superior und die Arteria femoralis in der Leiste. Die Einstichstelle liegt ca. 5 cm distal des Leistenbandes oder 2-3 cm distal der Leistenfalte und 1-2 cm lateral der Arteria femoralis (Abb. 3).

Durch das Einführen eines Katheters in die Nervenscheide des N. femoralis und nachfolgender konstanter Infusion eines Lokalanästhetikums kann der Femoralisblock zu einer kontinuierlichen Femoraliskatheter -Analgesie ausgeweitet werden (30).

Studien, die eine kontinuierliche Femoraliskatheter-Analgesie mit einer Epiduralanästhesie und einer systemischen Analgesie mit Opioiden als postoperatives Behandlungskonzept bei Knieeingriffen verglichen, kamen zu dem Schluss, dass beide Regionalanalgesieverfahren dem systemischen Verfahren sowohl in der Schmerzbekämpfung, als auch in der Geschwindigkeit der Rehabilitation sowie in der Patientenzufriedenheit deutlich überlegen sind (24,26, 31, 32).

Der Femoraliskatheter birgt die allgemeinen Risiken der Gefäßverletzung, sehr selten Nervenverletzungen, Infektionen im Punktionsbereich, allergische Reaktionen auf das Lokalanästhetikum und bei versehentlicher intravaskulärer Injektion Herzrhythmusstörungen oder zerebrale Symptome bis zum Koma oder Krampfanfall. Das oben beschriebene Risiko einer Nervenverletzung wird mittels einer speziell elektrisch stimulierbaren Kanüle durch einen Nervenstimulator vermieden. Außerdem kann die Anlage des Katheters vor der Allgemeinanästhesie einen irreversiblen Nervenschaden als Folge von Injektion des Lokalanästhetikums in den Nerv vermeiden, da die Patienten die Position der Nadel im Nerv als stärksten Schmerze angeben würden (33).

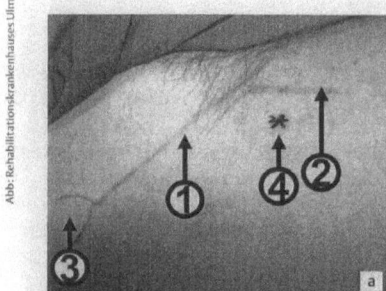 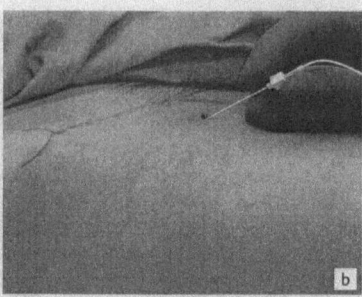

Abb. 3 Technik der Femoralisblockade
a Der Patient befindet sich in Rückenlage, das Bein ist leicht außenrotiert. Die Verbindungslinie zwischen Spina iliaca anterior superior und Tuberculum pubicum entspricht dem Verlauf des Leistenbandes. Die Einstichstelle liegt ca. 5 cm distal des Leistenbandes oder 2–3 cm distal der Leistenfalte und 1 cm lateral der A. femoralis. ① = Leistenband, ② = A. femoralis, ③ = Spina iliaca anterior superior, ④ = Einstichstelle

b Stichrichtung: Die Punktionskanüle wird in einem Winkel von 30 Grad parallel zur Arterie nach proximal und dorsal vorgeschoben. Kontraktionen des M. rectus aus dem M. quadriceps femoris und Kranialbewegungen der Patella zeigen die korrekte Lage an. Kontraktionen des M. sartorius können fälschlicherweise mit Kontraktionen des M. quadriceps verwechselt werden, führen aber nicht wie dieser zu Kranialbewegungen der Patella. Die Nadel muss dann nach lateral korrigiert und steiler geführt werden.

2.8 Blockade des N. Ischiadicus

Bei der Operation zum Einsatz von Kniegelenksendoprothesen soll eine möglichst proximale Blockade des N. ischiadicus durchgeführt werden, da sonst der N. cutaneus femoris posterior (verantwortlich für die sensible Innervation der Kniekehle), der den N. ischiadicus schon weit proximal verlässt, nicht mitblockiert wird. Der N. ischiadicus kann im Bereich der Hüfte von posterior, lateral, anterior und subtrochantär blockiert werden.

Der Ischiadicus-Block

Der N. ischiadicus kann in seinem Verlauf an mehreren Stellen blockiert werden. Dabei zielen die proximalen Blockaden auf den Nerv unmittelbar nach seinem Austritt aus dem kleinen Becken. Die am häufigsten verwendeten sind dabei der transgluteale (posteriore) Zugang nach Labat [34] sowie der anteriore Zugang nach Meier [35]. Zahlreiche andere Autoren versuchten beide Zugänge hinsichtlich Sicherheit und vereinfachter Durchführbarkeit zu verbessern [36, 37, 38, 39, 40].
Nachteil des transglutealen Blocks ist vor allem die Notwendigkeit der Seitenlagerung mit starker Beugung von Knie- und Hüftgelenk, die viele ältere Patienten nicht tolerieren können oder bei Frakturen im zu blockierenden Bereich unmöglich sind. Des Weiteren liegt der Nerv sehr tief, ein genaues Einzeichnen der Hilfslinien unerlässlich. Beim anterioren Block kann der Patient die Rückenlage beibehalten, jedoch liegt der Nerv auch hier sehr tief, zudem wird er von A. und V. femoralis begleitet. Das Risiko der Gefäßverletzung ist also deutlich erhöht. Bei beiden oben beschriebenen proximalen Blöcken ist der gemeinsame Vorteil, dass der N. cutaneus femoris posterior in den meisten Fällen mit blockiert wird, also eine Tourniquet-Toleranz am Oberschenkel erreicht werden kann.

Distale Blockaden des N. ischiadicus hingegen erreichen den Nerven meist nach seiner Teilung in N. peronaeus communis und N. tibialis, der N. cutaneus femoris posterior wird nicht mitbetäubt. Für Eingriffe am distalen Unterschenkel (außerhalb des Saphenus-Versorgungsgebietes) stellt die distale Blockade ein ideales analgetisches Verfahren dar. Ob sie für Eingriffe am Kniegelenk ausreichend ist, ist umstritten.
Der oft modifizierte Poplitealblock [41,42] hat als wesentlichen Nachteil die Notwendigkeit einer zumindest Seit-, besser noch Bauchlagerung des Patienten. Gibt es bei Kindern noch die Möglichkeit den Patienten in Rückenlage zu belassen und das Bein im 90° Winkel in Hüft- und Kniegelenk gebeugt zu halten, bzw. auf einer Halterung zu lagern, erweist sich dieses Verfahren für Erwachsene als unpraktikabel.
Die Blockade des N. ischiadicus ist nach einer Umfrage sowohl unter amerikanischen als auch französischen Anästhesisten die am seltensten durchgeführte periphere Nervenblockade überhaupt [43, 44, 45]. Das Auffinden des Nerven gilt als schwierig und ist je nach Zugangsweg, wie bereits beschrieben, mit teils aufwendigen und wie oben ersichtlich- „unkomfortablen" Lagerungen des Patienten verbunden.
Guardini modifizierte 1985 einen von Ichiyanagi beschriebenen lateralen Zugang in Rückenlage des Patienten [46]. Dieser Zugangsweg befindet sich relativ weit proximal in der Nähe des Trochanter major. Der N. ischiadicus verläuft an dieser Stelle sehr tief. Gerade bei adipösen Patienten kann ein Auffinden des Nerven daher schwierig werden. Begleitet wird der Nerv zudem in unmittelbarer Nähe von der A. gluteal inferior.
2000 veröffentlichen Pham-Dang et al einen lateralen Zugang, bei dem der Patient ebenfalls in Rückenlage verbleibt [47]. Bei diesem Zugangsweg wird der N. ischiadicus genau in der Mitte des Oberschenkels blockiert. Hier liegen beide Anteile des Nerven N. tibialis und N. peronaeus communis noch nah bei einander in einer gemeinsamen Nervenscheide und können mit einer Punktion und einer geringeren Menge LA betäubt werden. Die A. femoralis verläuft an der angegebenen Punktionsstelle medial vom Femurknochen und weist eine große Distanz zum N. ischiadicus auf.

Diese Tatsachen Rückenlage des Patienten, sichere Entfernung von großen Gefäßen bewogen uns den lateralen Zugangsweg an unserer Klinik zu etablieren und schließlich für die vorliegende Arbeit zu verwenden. Die von Pham-Dang und später Naux beschriebene Punktionsstelle [48, 47] wurde von einigen Autoren leicht modifiziert. Da bei adipösen Patienten die notwendige Palpation des Trochanter major schwierig bis unmöglich werden kann, wurde untersucht, ob eine vergleichbar hohe Erfolgsrate auch erreicht werden kann, wenn man ähnlich dem modifizierten poplitealen Zugang nach Vloka [49] in der Grube zwischen M. vastus lateralis und M. biceps femoris punktiert. Diese zusätzliche Vereinfachung macht im Grunde nur noch eine Hilfslinie notwendig, nämlich die Hälfte der Strecke Leistenband-Patella. Dadurch wird die Durchführung weiter vereinfacht. Auch andere Autoren beschreiben mittlerweile ähnliche Modifikationen zu diesem Zugangsweg bzw. unterstützten die initial wenig weiter dorsale Punktionsstelle (50,51) Floch machte erneut deutlich, dass eine leichte Innenrotation des Beines, den Winkel zum Erreichen des Nerven, bzw. die Punktionstiefe optimiert [50].
Die einfache und schnelle Durchführbarkeit, verbunden mit der bequemen Lagerung des Patienten hat dazu geführt, dass wir diesen Zugangsweg zum N. ischiadicus inzwischen routinemäßig für Knie-TEP Eingriffe verwenden.

Leitstrukturen sind Trochanter major und Femur
(siehe Fotos: Rehabilitationskrankenhaus Ulm)

Anatomische Leitstrukturen
Trochanter major, Tuber ischiadicum

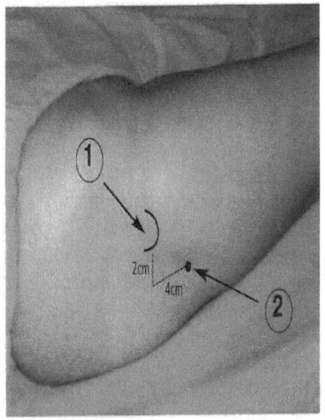

Abb. 42: Subtrochantärer Zugang
- Punktionsort

1. Trochanter major
2. Punktionsort

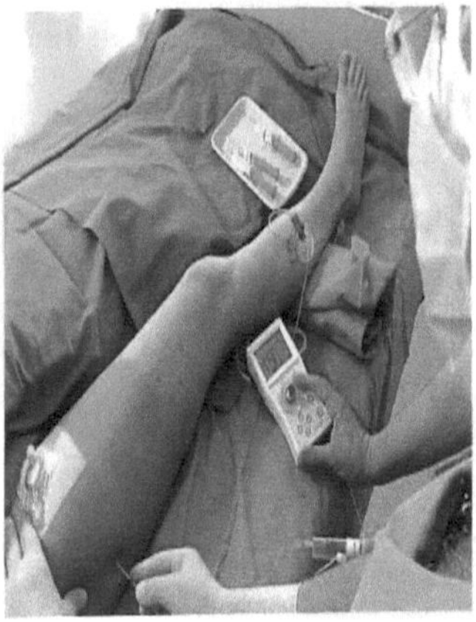

Abb. 43: Subtrochantärer Zugang
- Punktionstechnik

Muskuläre Kontraktionen an der Oberschenkelrückseite sind häufig. Die korrekte Lage der Kanülenspitze in der Nähe des Nerven wird durch eine motorische Reizantwort im Fußbereich (Dorsalflexion oder Plantarflexion) bei einer Impulsamplitude von 0,3 mA und einer Impulsbreite von 0,1 ms bestätigt. Der N. peronaeus liegt vor dem tibialis. Deshalb erfolgt in der Regel zunächst eine Dorsalflexion des Fußes als motorische Reizantwort. Kann keine Reizantwort ausgelöst werden, sollte die Nadel zurückgezogen und beim erneuten Vorschieben nach ventral korrigiert werden. In einer Studie von Ben- David B. (52) erfordert die Schmerztherapie nach dem operativen Eingriff in nahezu allen Fällen nach dem anfänglich isolierten Femoralisblock einen zusätzlichen Ischiadicusblock. Diese Maßnahme bewirkt eine erhebliche Reduktion in der Schmerzintensität. Nach den Ergebnissen dieser Studie ist eine isolierte Femoralisblockade nach großen Knieeingriffen nicht die Methode der Wahl zur adäquaten Schmerzreduktion, sondern sollte mit einem zusätzlichen Ischiadi-cusblock kombiniert werden.

3. Ziel und Fragestellung dieser Arbeit

Schmerz ist eine sehr komplexe und multidimensionale Wahrnehmung, die durch eine Vielzahl verschiedener biologischer und psychosozialer Variablen beeinflusst wird. Die suffiziente Akutschmerztherapie nach Endoprothese Kniegelenkersatz- stellt für alle beteiligten Fachdisziplinen immer noch ein Problem dar. Die Bereitstellung einer suffizienten postoperativen Schmerztherapie stellt eine Verpflichtung in der Patientenversorgung dar. Ein breites Spektrum von unterschiedlichen Maßnahmen wie medikamentösen (NSAR`s, Opioide, Cox-2-Hemmer, Paracetamol) und regionale Katheterverfahren werden zur postoperativen Schmerztherapie bei Patienten nach einer Kniegelenksendoprothese angewendet.
Die regionalen Katheterverfahren haben sich als postoperative Schmerztherapie bei Kniegelenksendoprothesen am effektivsten erwiesen.
Ziel der geplanten retrospektiven Vergleichsstudie ist es, zwei spezielle Schmerztherapeutische Verfahren, die im Rahmen der postoperativen Schmerzbehandlung nach Kniegelenksimplantation zum Einsatz kommen, zu vergleichen. Hierbei erhielt die eine Gruppe zur Schmerztherapie präoperativ einen Femoraliskatheter angelegt. Bei anderen Gruppe wurde ein Kombiniertes Verfahren mit Femoraliskatheter und Ischiadicuskatheter angewendet. Aufgrund der retrospektiven Vergleichsstudie wird keine Berechnung der Gruppengröße vorgenommen.

Die vorliegende Arbeit möchte folgende Fragen untersuchen:

I. Als primäre Parameter wird der interoperative zusätzliche Analgetika-Bedarf der Patienten der beiden FK und FK+IK Gruppen sowie der postoperative zusätzliche Opioid-Bedarf definiert .
II. Als sekundärer Parameter wird die Schmerzintensität der Patienten, die mit FK undFK + IK behandelt, wurden untersucht.
III. Wenn es einen Unterschied in der Schmerzfreiheit zwischen den Patienten, die nur mit einem FK und deren, die mit FK + IK behandelt werden, gibt, hat dieser Unterschied einen Einfluss auf die Krankenhausliegedauer?

4. Methoden

Die retrospektive Vergleichsstudie wurde im Jahr 2005-2006 in der Abteilung für Anästhesie und operative Intensivmedizin des Dominikus Krankenhauses Berlin Akademisches Lehrkrankenhaus der Charité durchgeführt. Nach Anfrage der Ethikkommission in der ärztlichen Forschung des Charité - Universitätsmedizin Berlin, war ein Genehmigung nicht erforderlich.

4.1 Vorbreitung der Studie

Diese Studie wurde prospektiv nicht randomisiert in der Datenerhebungsphase und retrospektiv in der Datenauswertungsphase durchgeführt. Im Zeitraum 01/2005 bis 05/2006 erhielten Patienten im Dominikus Krankenhaus Berlin elektive große Knieoperationen in Form einer Knie-Totalendoprothese wegen Gonarthrose. Von diesen Patienten beantworteten 97 Personen die postoperativen Narkosefragebögen (Anhang 9.2). 17 Patienten konnten nicht in die Studie aufgenommen werden, weil sie als Narkoseform für die Operation eine TIVA oder Spinalanästhesie gewählt hatten oder die Ausschlusskriterien nicht erfüllten.

Insgesamt wurden 80 Patienten zwischen 45 und 85 Jahren in diese Studie aufgenommen. Alle 80 Patienten wurden wegen Gonarthrose elektiv in der Chirurgischen Abteilung des Dominikus Krankenhauses Berlin zu einer Kniegelenkprothesenimplantation aufgenommen.

Ausschlusskriterien waren: American Society of Anesthesiologists Klassifikationen IV und V, Kniegelenkprothesenwechsel, unikondyläre Kniegelenkprothesen, Narkoseform für die Operation eine TIVA oder Spinalanästhesie, postoperative Schmerztherapie ohne regionale Katheterverfahren, eine Standard Schmerztherapie mit Opioiden und NSAR.

4.2 Prämedikation der Patienten

Alle Patienten erhalten zur Prämedikation 7.5mg Midazolam oral sowie ihre gewöhnliche Medikation, wie (Betablocker, Digitalis, Clonidin, Asthmaspray).

4.3 Anlage des N. femoralis und ischiadicus Blocks

Die Anlage des N. femoralis und ischiadicus Blocks wurde präoperativ vor Einleitung einer Allgemein- anästhesie entweder im Aufwachraum oder im Einleitungsraum am wachen Patienten durchgeführt.
Die Anlage des N. femoralis-Katheters erfolgte in Rückenlage. Nach Markierung der anatomischen Bezugspunkte (Leistenband, A. femoralis), wurde das Punktionsgebiet desinfiziert und mit einem sterilen Tuch abgedeckt (Abb.3). In einem Winkel von ca. 40° zum Hautniveau wurde die Kanüle (Contiplex Katheterset, Braun, Melsungen) langsam in die Tiefe geführt. Während des Vorschiebens wurde eine Stimulation mittels Nervenstimulator vorgenommen. Als typische Muskelantwort wurden die Kontraktion des M. quadriceps und das „Patellatanzen" gewertet. Anschließend wurden 30 ml Prilocain

(Xylonest 1%)und 15 ml Bupivacain 0,5 isobar (Carbostesin) appliziert. Danach wurde der Katheter unter vorsichtigem Vorschieben durch die Verweilkanüle in die Fascienloge des Plexus lumbalis bis zu einer Tiefe von 10 bis 12 cm eingeführt, auf der Haut fixiert und mit einem Bakterienfilter versehen.

Für die Anlage des N. Ischiadicus-Katheters wird das Bein in Neutralstellung positioniert. Nach Markierung der anatomischen Bezugspunkte (Trochanter major, Femur) wird das Punktionsgebiet desinfiziert und mit einem sterilen Tuch abgedeckt. Die Punktion erfolgt in Höhe der dorsalen Begrenzung des Femurs unter Neurostimulation. Als typische Muskelantwort wird die Kontraktion im Fußbereich (Dorsalflexion oder Plantarflexion) gewertet. Danach erfolgt die Injektion von 30ml Ropivacain 0,75 (Naropin). Der Katheter wird anschließend 12 - 15 cm in die Fascienloge des Plexus sacralis eingeführt und fixiert.

Zur Katheteranlage wird nach eigenem Ermessen des Anästhesisten gegebenenfalls die intravenöse Gabe eines Sedativums (Midazolam, Dormicum 1-5 mg) oder eines Opioids (Sufentanil 5-10 µg, Sufenta mite) erwogen. Die Möglichkeit dieser Medikamentengabe gehört im Dominikus Krankenhaus zur Routine, um eine bessere Patientenakzeptanz des Verfahrens zu gewährleisten.

Die Katheteranlage wird von einem engen Kreis Fachärzte/innen für Anästhesie mit gleichermaßen qualifizierter Erfahrung auf dem Gebiet der Regionalanästhesie durchgeführt.

4.4 Intraoperative Phase

Alle Patienten erhalten eine standardisierte Allgemeinanästhesie. Die Anästhesie wird als Intubationsnarkose mittels Tubus oder Larynxmaske durchgeführt. Als intravenöse Anästhetika kommen Propofol (Propofol 1%, 2-3 mg/Kg Körpergewicht) und Sufentanil (0,15µg/Kg Körpergewicht) zur Narkoseeinleitung, sowie Rocuronium (0.4 - 0,6 mg/Kg Körpergewicht) als Muskelrelaxanz zum Einsatz. Während der Operation wird bei allen Patienten eine Allgemeinanästhesie mit einer FIO2 von 0.6 und Desfluran als Inhalationsanästhtikum durchgeführt.

Die Herzfrequenz und der Blutdruck werden während der Einleitung der Anästhesie, Aufrechterhaltung der Anästhesie, Operation , Anästhesieausleitung und postoperativ durch viele Faktoren unter anderem autonome Hyperreflexie, Angst, Schmerz, Hypovolämie und durch volatile und intravenöse Anästhetika,beeinflusst.
In der oben genannten Phase ist mit starken Blutdruck- und Herzfrequenzschwankungen zu rechnen.
Aus der klinischen relevanten Parametern während der Narkose werden diese Zeitpunkte gewählt.
Für die Erfassung der hämodynamischen Parameter wird der Blutdruckwerte (RR) und die Herzfrequenz (HF) an 6 definierten Messzeitpunkten erhoben. Diese Messzeitpunkte wurden wie folgt definiert:

RR1, HF1	Vor der Einschleusen
RR2, HF2	Vor der Einleitung
RR3, HF3	5 Min. nach Anästhesiebeginn
RR4, HF4	Op-Beginn
RR5, HF5	Op-Ende
RR6, HF6	Anästhesieende

4.5 Operationstechnik

Bei den Operationen des Kniegelenks wurde eine Oberflächenersatzprothese implantiert, die die medialen und lateralen Gelenkflächen ersetzt. Dieser Prothesentyp besteht aus einem Femurteil und einem Tibiateil. Die Indikation für diese Operation war eine Gonarthrose mit Belastungs- sowie Ruheschmerz und Bewegungseinschränkungen. Die Operationen wurden ausschließlich von zwei, gleichermaßen qualifizierten und in der Technik erfahrenen Operateuren durchgeführt.

4.6 Postoperatives Schmerzmanagement

Nach dem Eingriff werden alle Patienten auf die operative Intensivstation aufgenommen. Postoperativ wird an den Femoraliskatheter eine CADD-Infusionspumpe PCA angeschlossen, die dem Patienten eine kontinuieliche Infusionsrate von 6ml/h Ropivacain 0,375 (Naropin) zukommen lässt. Der Patient kann bei zusätzlichem Bedarf eine Bolusfunktion aktivieren, die ihn mit 10 ml Ropivacain 0,375 versorgt. Diese Funktion ist nach Aktivierung für 4h gesperrt.
Der N. Ischiadicus-Katheter wird am ersten postoperativen Tag alle 8 Stunden mit 20 ml 0,375 Ropivacain angespritzt. Nicht zufriedenstellende Schmerzzustände werden mit Piritramid (Dipidolor), Metamizol (Novamin) und Paracetamol (Perfalgan) intravenös behandelt. Diese Medkamentengabe werden mit Dosierung und Injektionszeitpunkt in die Intensivkurve eingetragen. Die Schmerzstärke und Schmerzlokalisation wurde ebenso dokumentiert

Die Patienten wurden bereits am Vortag der Operation während des Prämedikationsgesprächs in die Bedienung der PCA-Pumpe eingewiesen. Es wurde darauf hingewiesen, dass die Schmerzwerte, die mit einer visuellen Analogskala erfasst werden (Bereich VAS 0 cm= kein Schmerz bis VAS 10 cm= schlimmster vorstellbarer Schmerz), in Ruhe ohne Bewegung im Bereich von < 4 cm und somit in einem gut erträglichen Schmerzbereich, liegen sollten.
Die Patienten werden informiert, sich bei nicht ausreichender Analgesie das Lokalanästhetikum über die PCA-Pumpe mittels Bolusfunktion zu applizieren. Die Blockadequalität wurde bei VAS-Werten von < 3als gut (leichte Schmerzen) bezeichnet, bei den VAS-Werten 3 - 5 cm als mäßig und bei VAS-Werten > 5 als starke Schmerzen beschrieben.
Der Verlauf der VAS-Werte wurden an 3 Messzeitpunkten, nämlich VAS1: 4 Stunden nach OP, VAS 2: 16 Stunden postoperativ und VAS 3: Zeitpunkt der Verlegung auf die normale Station in Ruhe, zur Auswertung und Analyse der Schmerzstärke und Behandlungserfolg dokumentiert.
Der postoperative Narkosefragebogen für Patienten ist ein Selbstbeurteilungsverfahren zur umfassenden Beschreibung des postoperativen Befindens und der Zufriedenheit der Patienten mit der Anästhesie. Alle Patienten erhielten den Narkosefragebogen unmittelbar postoperativ auf der normalen Station. Diese werden von den Patienten kurz vor der Entlassung ausgefüllt und an die Anästhesieabteilung weiter gegeben. Nur Teilaspekt des Patientenbefindens werden in der Arbeit ausgewertet

4.7 Krankenhausaufenthalt

Die Dauer des postoperativen Aufenthalts der Patienten wurde den Stationskurven entnommen. Die Entlassung der Pat. Erfolgte nach ausreichender Mobilisation und Schmerzfreiheit durch die Chirurgen. Die Operateure waren über die Gruppenzuteilung nicht informiert.

4.8 Statistische Analyse

Die statistische Interpretation wurde begleitet vom Institut für medizinische Biometrie Charité Berlin CBF. Die statistische Auswertung erfolgte mit Hilfe des SPSS-Programms 10.0 für Windows.
Die Deskription umfasst absolute und relative Häufigkeiten für kategorielle Variablen sowie Mittelwert, Standardabweichung, Median und Range für metrisch skalierte Größen.
Die Auswertung der kategoriellen Daten (Angst, Schmerzen, Unwohlsein Durst, Erbrechen Übelkeit, Frieren bzw das Fehlen dieser Kriterien) wurde der Chi-Quadrat, bzw. der exakte Fischer-Test verwendet. Bei Normalverteilung wurde die Analyse von einzelnen Variablen anhand des Students t-Tests durchgeführt. Zur Auswertung der Daten der Schmerzstärke (VAS), Opioidverbrauch, systolischer Blutdruck, Herzfrequenz, Krankenhausliegedauer und zusätzlicher Opiatverbrauch (Piritramid), wurde der U-Test von Mann-Whitney verwendet, da hier die Normalverteilungsannahme verletzt war.
Für Korrelationsanalysen wurde Spearman's Korrelationskoeffizient verwendet.
Statistische Signifikanz wurde bei einem p-Wert von < 0,05 (zweiseitig) angenommen.

5. Ergebnisse

5.1 Vergleichbarkeit der Untersuchungsgruppen

5.1.2 Biometrische Daten

Nach Analyse der Ausschlusskriterien wurden 80 Patienten in die Auswertung einbezogen. Von den 80 Patienten, die in dieser Studie erfasst wurden, haben 40 Patienten zur Analgesie einen Femoraliskatheter (FK) und die anderen 40 Patienten eine Kombinationstherapie von Femoralis und Ischiadicuskatheter (FK+IK) erhalten.

Gruppe	FK		FK+IK		Wahrscheinlichkeit
	Mittelwert	SD	Mittelwert	SD	
Alter	69	8.69	69.6	9.25	P= 0.817
Geschlecht Anzahl W/M	27/13		34/6		P=0.068
Gewicht	80	15.75	82	16.90	P= 0.654
ASA	2.65	0.53	2.53	0.64	P= 0.632
Gonarthrose Anzahl	40		40		P= 1,000

Verteilung von Alter, Gewicht, ASA (Risikogruppe) und Aufnahmediagnose. Dargestellt sind die arrhythmischen Mittelwerte und die Standardabweichungen sowie p. die Wahrscheinlichkeit für den Fehler 1.Art.

Beide Gruppen waren in Bezug auf die biometrischen Daten vergleichbar. Alle Patienten wurden wegen einer Gonarthrose zur einer Versorgung mit Knieendoprothese aufgenommen. Die Patienten der FK+IK-Gruppe waren im Durchschnitt 2 kg schwerer, dies stellte jedoch keinen signifikanten Unterschied dar. Auch hinsichtlich des Alters unterschieden sich die Gruppen nicht signifikant. Hier waren in der FK-Gruppe die Mittelwerte bei 69 Jahren fast identisch mit denen der FK+IK-Gruppe. Auch die ASA-Klassifikation zeigte keine signifikanten Unterschiede.
Die Geschlechterverteilung der gesamten Patienten war inhomogen. Es waren 61 Patientinnen und 19 Patienten. Bezogen auf die beiden zu unterscheidenden Gruppen zeigten sich keine signifikanten Unterschiede in der Geschlechterverteilung, hier lag der P-Wert= 0.068.

5.1.1.2 Vorerkrankungen

Die Nebenerkrankungen umfassten arterielle Hypertonie, COPD, KHK, Myocardinsuffizienz und Diabetes mellitus. Die ganz selten vorhandenen Begleiterkrankungen wurden zur Auswertung nicht erfasst.

Nebendiagnose	Gesamt	FK+IK	IK	P-Wert
Hypertonie	55	31	24	P= 0.093
KHK	19	6	13	P=0.068
Myocardinsuffizienz	18	9	9	P=1.000
Diabetes mellitus	19	8	11	P= 0.433
COPD	15	6	9	P=0.393

Beide Gruppen waren in Bezug auf die Vorerkrankungen vergleichbar. Am häufigsten fand sich eine arterielle Hypertonie als Vorerkrankung. Eine COPD Begleiterkrankungen als kam nur bei 15 der Patienten vor.

Hinsichtlich der Therapie der Hypertonie wurden fast doppelt soviel ACE-Hemmer in der FK+IK-Gruppe angewendet wie in der FK Gruppe. Beide Gruppen waren in Bezug auf die Therapie mit Ca-Antagonisten, einer Kombinationstherapie mit ACE-Hemmer und ß-Blocker,sowie der Kombiniertengabe von ACE-Hemmer, B-Blocker und Ca-Antagonisten , und orale Antidiabetika, vergleichbar.In der FK- Gruppe mußten 4 Patienten mit Insulin behandelt werden.

Medikamente	Gesamt	FK+IK	FK
ACE-Hemmer	14	10	4
Ca-Antagonisten	10	5	5
ß-Blocker	7	2	5
ACE-Hemmer und ß-Blocker	9	5	4
ACE-Hemmer , ß-Blocker und Ca-Antagonisten	4	2	2
ß-Blocker und Ca-Antagonisten	2	2	0
Orale Antidiabetika	8	4	4
Insulin	5	1	4
Digitoxin	3	1	2

Auch hinsichtlich der Therapie der Hypertonie und des Diabetes mellitus unterschieden sich die Gruppen nicht signifikant.

5.1.2.1 Narkoseführung

Die Anlage der Katheter erfolgte unmittelbar präoperativ. Nach sterilem Abwaschen des Punktionsgebietes wird mittels Neurostimulation der entsprechende Nerv mit einer Stimulationskanüle aufgesucht und mit Ropivacain (Naropin) 0,75, Prilocain (Xylonest) 1% und Bupivacain (Carbostensin) isobar 0,5, vor der Anlage der FK und IK nach einem Standardprotokoll des Hauses appliziert.
Zur Allgemeinanästhesie wurde nach einem Standardprotokoll des Hauses Sufentanil intraoperativ als Analgetikum appliziert. Kriterien der Sufentanilgabe intraoperativ waren die sympatikotone Veränderungen der Kreislaufparameter Anstieg von Herzfrequenz und Blutdruck.

Das zusätzlich während der Allgemeinanästhesie verwendete intraoperative Analgetikum Sufentanil zeigte zwischen FK-Gruppe und FK+IKGruppe einen wesentlichen Unterschiede auf (P< 0.001).

	FK-Gruppe		FK+IK-Gruppe		
	Mittelwert	SD	Mittelwert	SD	P-Wert
Intraoperative Sufentanilgabe (µg)	55.11	17.34	25.89	11.18	P=0.0001

In der Patientengruppe mit Femoraliskatheter wurde intraoperativ hoch siginifikant mehr Sufentanil zur Analgesie benutzt, als in der FK + IK-Gruppe. Hier lagen die Mittelwerte in der FK-Gruppe bei 55.11 µg und bei der FK + IK Gruppe bei 25.89µg, und damit in der FK-Gruppe gut doppelt so hoch.

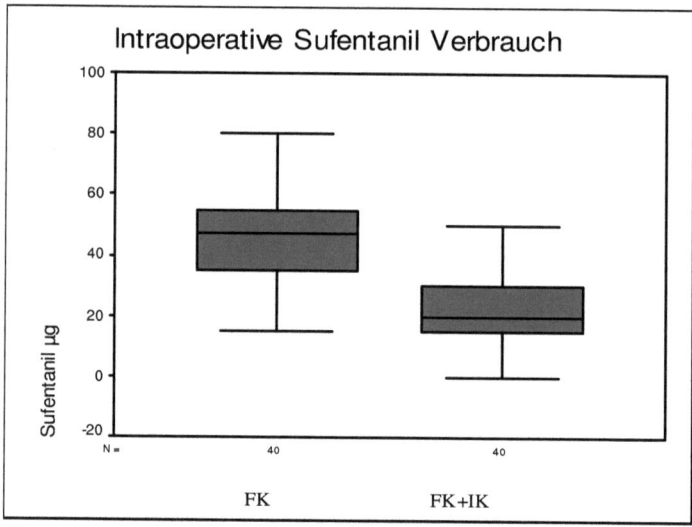

Abb4: Opioidbedarf intraoperativ Sufentanil (µg): Dargestellt sind arithmetische Mittelwerte mit Standardabweichungen der Gruppe mit und ohne IK. (N:Patientenzahl=40).

5.1.2.2 Intraoperative hämodynamische Parameter

Bei den Blutdruckwerte (RR) fanden sich während des gesamten Beobachtungs -zeitraumes keine signifikanten Unterschiede zwischen den beiden Gruppen. Unten sind die arteriellen systolischen Druckwerte sowie die arithmetischen Mittelwerte mit Standardabweichungen dargestellt. Die Wahrscheinlichkeit P. beträgt zwischen 0.231 und 0.832.

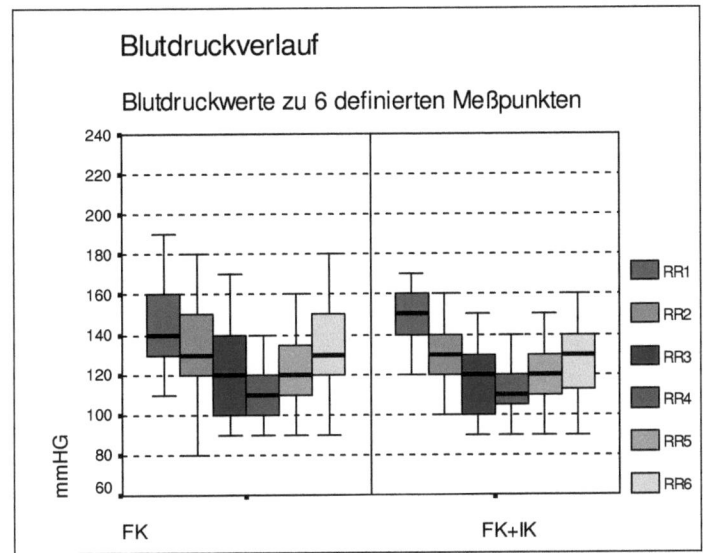

Abb.5: Systolische Blutdruckwerte mmHg. Dargestellt sind die arithmetischen Mittelwerte und die Standardabweichungen der Gruppe mit und ohne IK.

Die deskriptive Darstellung der Blutdruckwerte zeigte für die gesamten Patienten Mittelwerte zwischen 130 bis 148 mmHg, die Standardabweichungen lagen bei 14.42 bis 21.13. Der maximal gemessene Blutdruck war 220 mmHg vor den Einschleusen und der niedrigere Blutdruckwert wird 80 mmHg nach der Einleitung gemessen.

Test Statistics[a]

	RR1	RR2	RR3	RR4	RR5	RR6
Mann-Whitney U	743,500	703,000	774,500	778,500	756,000	677,000
Wilcoxon W	1563,500	1523,000	1594,500	1598,500	1576,000	1497,000
Z	-,552	-,945	-,249	-,212	-,429	-1,198
Asymp. Sig. (2-tailed)	,581	,345	,803	,832	,668	,231

a. Grouping Variable: IK

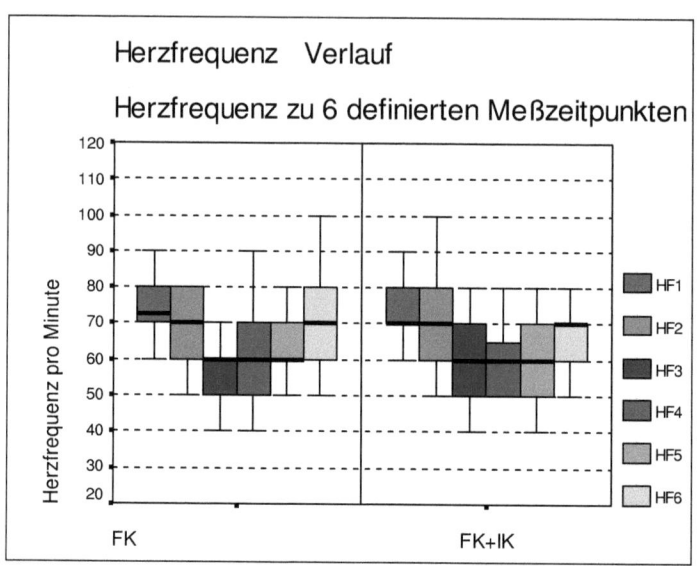

Abb.6: Herzfrequenz pro Minute. Dargestellt sind die arithmetischen Mittelwerte und die Standardabweichungen der Gruppe mit und ohne IK.

Die Herzfrequenz (HR) der Patienten während des Eingriffes war bei beiden Gruppen etwa vergleichbar. Oben sind die Herzfrequenzen (HR) sowie die arithmetischen Mittelwerte mit Standardabweichungen dargestellt. Die Wahrscheinlichkeit P. beträgt zwischen 0.308 und 0.931. Die deskriptive Darstellung der Herzfrequenz zeigte für die gesamten Patienten Mittelwerte zwischen 59 bis 76 pro Minute, die Standardabweichungen lagen bei 9 bis 13. Die höchste gemessene Herzfrequenz war 110 vor der Einschleusung und die niedrigere Herzfrequenz wurde mit 40 Schlägen pro Minute nach der Einleitung gemessen.

Bei der Beobachtung der Häufigkeit von Abweichungen in dem pathologischen Bereich (systolischer arterieller Druck <120 mmHg oder >160 mmHg) traten keine signifikanten Gruppenunterschiede auf. Insgesamt konnte ein etwas höher systolischer arterieller Druck in der FK-Gruppe (RR1, RR2, RR3, RR6) gegenüber in der FK + IK-Gruppe) beobachtet werden. Dieser war aber nicht signifikant.

Test Statistics

	HF1	HF2	HF3	HF4	HF5	HF6
Mann-Whitney U	791,500	775,500	726,000	737,000	697,000	740,500
Wilcoxon W	1611,500	1595,500	1546,000	1557,000	1517,000	1560,500
Z	-,087	-,245	-,744	-,634	-1,019	-,587
Asymp. Sig. (2-tailed)	,931	,807	,457	,526	,308	,557

a Grouping Variable: IK

5.2 Postoperativer Analgetikaverbrauch

Als ein wichtiger Parameter für eine verbesserte schmerztherapeutische Wirksamkeit der kombinierten Schmerztherapie FK + IK-Katheter gegenüber dem Femoraliskatheter wurde der zusätzlich benötigte postoperative Piritramidverbrauch, bei ansonsten standardisierter postoperativer Analgesie in beiden Gruppen, über 24 Stunden erfasst und die Daten wurden statistisch ausgewertet.
Der Piritramidverbrauch über 24 Stunden getrennt nach Gruppen sind in Abb. 7 und 8 dargestellt.

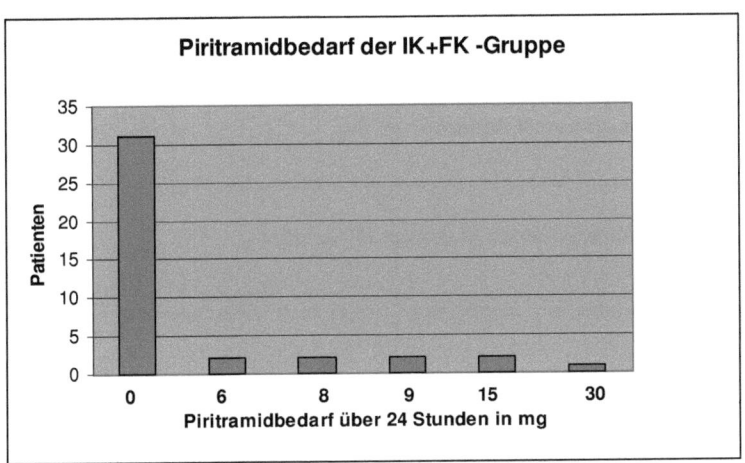

Abb.7: Übersicht über den Piritramidbedarf in der IK+FK-Gruppe

Die Verteilung des Piritramidverbrauchs über 24 Stunden postoperativ zeigt, dass 31 Patienten in der FK+IK-Gruppe kein Piritramid benötigt haben. Der minimale Piritramidverbrauch in der FK+IK-Gruppe lag bei 6mg bei 2 Patienten und als maximaler Piritramidverbrauch wurden 30 mg Piritramid bei einer Patientin zur Analgesie benötigt.Jeweils 2 Patienten haben 8,9, und 15 mg Piritramid zur optimalen Schmerztherapie zusätzlich erhalten.

Die Verteilung des Piritramidverbrauchs in der FK-Gruppe über 24 Stunden postoperativ zeigt, dass 10 Patienten kein Piritramid benötigt haben. Der minimale Piritramidverbrauch in der FK - Gruppe lag bei 4 mg bei einem Patienten und als maximaler Piritramidbedarf wurden 50mg Piritramid bei einer Patientin zur Analgesie verabreicht. Jeweils 10 Patienten haben 15 oder 30 mg Piritramid zur optimalen Schmerztherapie erhalten.

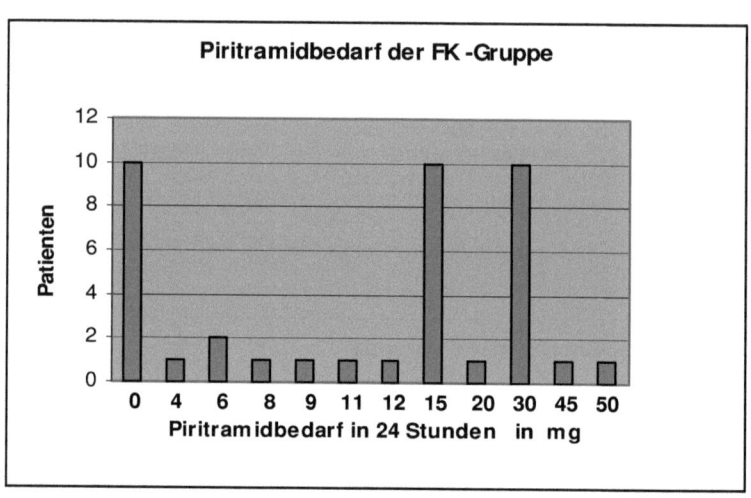

Abb.8: Übersicht über den Piritramidbedarf in der der FK-Gruppe

Bei dem Gruppenvergleich wurde ein signifikanter Unterschied zwischen beiden Gruppen festgestellt.

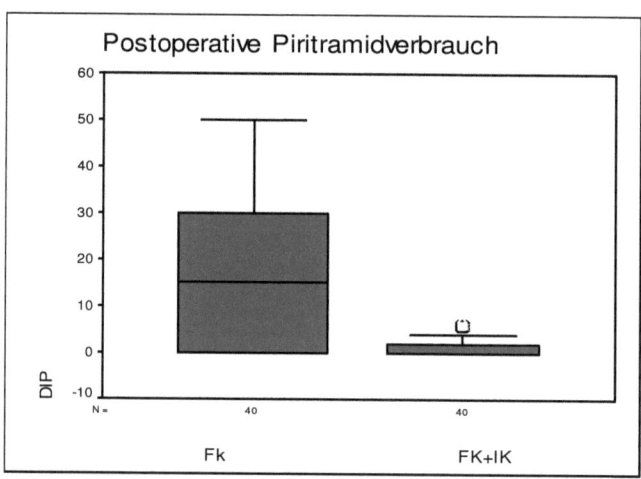

Abb.9: Piritramidverbauch postoperativ. Dargestellt sind die arithmetischen Mittelwerte und die Standardabweichungen der Gruppe mit und ohne IK (N= Patienten).

Der postoperative Piritramidbedarf in der FK+ IK-Gruppe ist signifikant (p<0,001) geringer als in der FK-Gruppe. Der Medianwert für die FK+ IK-Gruppe lag bei 27.65 mg Piritramid (Dipidolor) und für die FK-Gruppe bei 53.65mg.

5.3 VAS- Verlauf

Die subjektiv vom Patienten mit einer visuellen Analogskala (VAS 0-10) angegebenen Schmerzen sind für beide Gruppen getrennt in der Abbildung (Abb. 10, 11) dargestellt.

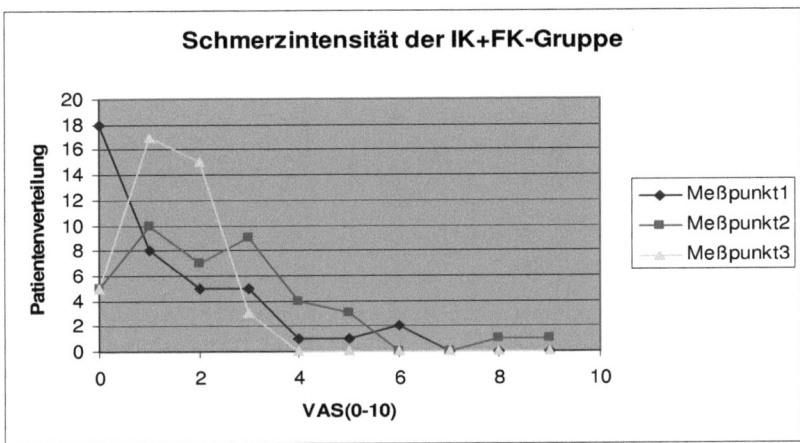

Abb.10: VAS-Verteilung der IK+FK Gruppe

28 Patienten (70%) der IK+FK-Gruppe hatten also 4 Stunden postoperativ keinen Schmerz. Es bestanden bei 10 Patienten (25%) mäßige Schmerzen VAS 4-6. Starke Schmerzen VAS>6 wurden von 2 der Patienten (5%) angegeben.
Im Messpunkt 1 waren 18Patienten (45%)schmerzfrei,19 Patienten (47,5%)hatten minimale Schmerzen (VAS 1-3) und 7,5% der Patienten hatten mäßige Schmerzen.
Im Messpunkt 2 waren 5 Patienten (12,5%) schmerzfrei,26 Patienten (65%) hatten minimalen Schmerzen (VAS 1-3) und 8 (20%) der Patienten hatten mäßige Schmerzen
Im Messpunkt 3 waren 5Patienten (12,5%)schmerzfrei,35 Patienten (87,5%)hatten minimalen Schmerzen(VAS 1-3) und keine der Patienten musste zu diesem Zeitpunkt unter starken Schmerzen leiden.

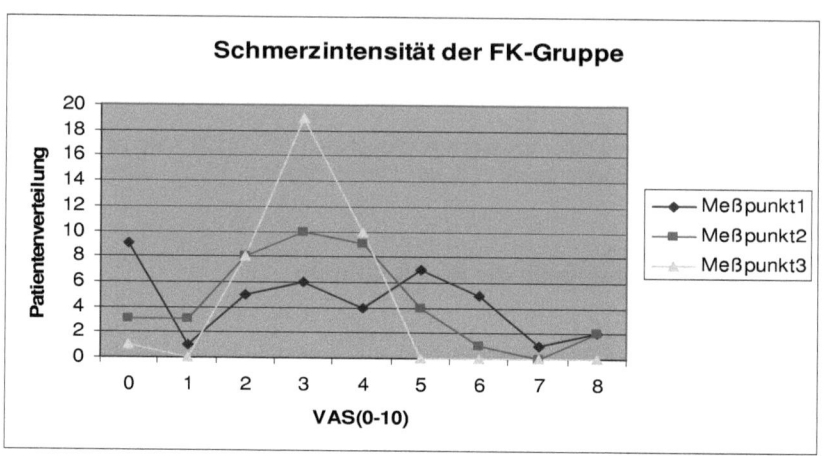

Abb.10: VAS-Verteilung der FK -Gruppe

13 Patienten (32,5%)der FK-Gruppe hatten also 4 Stunden postoperativ keinen Schmerz. Es bestanden bei 16 Patienten (40%) mäßige Schmerzen (VAS 4-6). Starke Schmerzen VAS>6wurden von 11 Patienten(27,5%)angegeben.
Im Messpunkt 1 waren 9 Patienten (22,5%)schmerzfrei,12 Patienten (30%)hatten minimalen Schmerzen (VAS 1-3), 11 Patienten (27,5) hatten mäßige Schmerzen und 8 Patienten (20%) gaben starke Schmerzen an.(VAS>6).
Im Messpunkt 2 waren 3 Patienten (7,5%) schmerzfrei,21 Patienten (52,5%) hatten minimale Schmerzen(VAS 1-3), 13 der Patienten (32%) hatten mäßige Schmerzen und 3 der Patienten (7,5%) gaben starke Schmerzen an (VAS>6).
Im Messpunkt 3 war eine Patientin schmerzfrei,27 Patienten (67,5%) hatten minimale Schmerzen (VAS 1-3) , 10 Patienten (25%) hatten mäßige Schmerzen und keine der Patienten musste zu diesem Zeitpunkt unter starken Schmerzen leiden.

Betrachten wir das Ergebnis der Schmerzintensität für Patienten mit und ohne Ischiadicuskatheter stellen wir fest, dass der arithmetische Mittelwert der Schmerzintensität für die FK+ IK-Gruppe in (Messzeitpunkt 1: 1.35, Messzeitpunkt 2: 2.42, Messzeitpunkt 1: 1.40) lag. Der arithmetische Mittelwert der Schmerzintensität für Patienten ohne IK lag bei (Messzeitpunkt 1: 3.45, Messzeitpunkt 2: 3.18, Messzeitpunkt 1: 2.98). Es bestand somit ein signifikanter Unterschied bei Schmerzintensität zwischen den beiden Gruppen. In Ruhe ergaben sich wesentlich niedrigere Werte in der FK+ IK-Gruppe in allen drei Messpunkten.

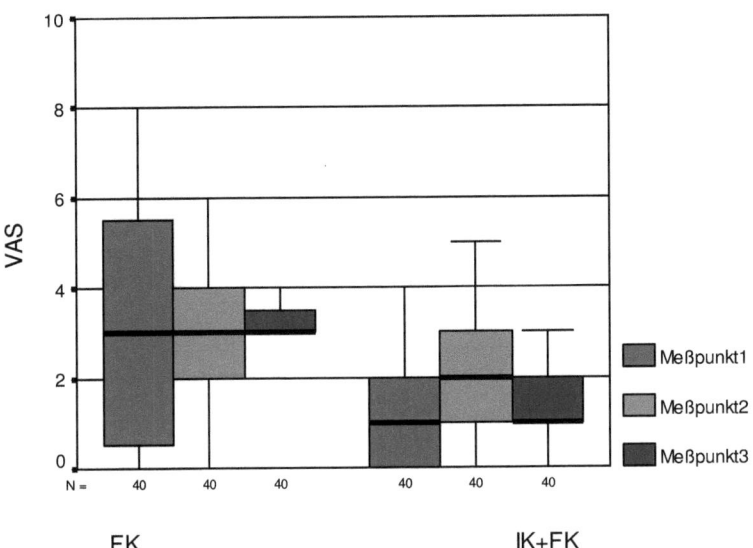

Abb.12: Dargestellt sind die arithmetischen Mittelwerte der Schmerzintensitäten und die Standardabweichungen der FK und der FK+IK –Gruppe(N= Anzahl der Patienten)

Die angegebenen Schmerzen unterscheiden sich während der ersten 4 postoperativen Stunden am Meßzeitpunkt 1. (P=0,001).
Auch in der Verlaufsbeobachtung zum Meßzeitpunkt 2 (P=0,028) und zum Meßzeitpunkt 3 (P=0,001) zeigte die Auswertung der von den Patienten angegebenen Schmerzintensitäten Unterschiede zwischen den beiden Gruppen.

Test - Verfahren	VAS 1	VAS 2	VAS 3
Mann-Whitney U	447,500	575,500	153,000
Wilcoxon W	1267,500	1395,500	973,000
Z	-3,480	-2,196	-6,430
Asymp. Sig. (2-tailed)	0,001	0,028	0,001

a Grouping Variable: IK

Bei der FK- Gruppe lag das Schmerzniveau in Ruhe höher als in der Gruppe mit IK+FK. Während in der Ischiadicus-Gruppe ein starkes Absinken der VAS-Werte auf 0-3 Punkte beobachtet wurde, lag dieser Wert in der FK -Gruppe auf 3-5. Dieser Unterschied war zu allen Messzeitpunkten statistisch signifikant ($p<0.001$, $p<028$, $p<0.001$).

5.4 Postoperative Narkosefragbogen

Der postoperative Narkosefragebogen für Patienten ist ein Selbstbeurteilungsverfahren zur umfassenden Beschreibung des postoperativen Befindens und der Zufriedenheit der Patienten mit der Anästhesie. Nur Teilaspekt des Patientenbefindens wurde in der Arbeit ausgewertet. Alle Patienten erhielten den Narkosefragebogen unmittelbar postoperativ auf der normalen Station. Diese werden von den Patienten kurz vor der Entlassung ausgefüllt und an die Anästhesieabteilung weiter gegeben. Die Daten über Items 24 der Fragebögen sind zur Auswertung und Analyse in diese Studie eingeflossen.
Alle eingeschlossenen Patienten haben den Fragebogen beantwortet. Die Patienten fühlten sich in der perioperativen Phase am stärksten belastet durch Angst (gesamt: 13.8 %, IK+FK: 17.5 %, FK: 10 %) ,durch Schmerz (gesamt: 13.8 %, IK+FK: 10 %, FK: 17.5 %) und durch unerwünschte Begleiterscheinungen wie Unwohlsein (gesamt: 7.5 %, IK+FK: 5 %, FK: 10 %), Übelkeit (gesamt: 6.25 %, IK+FK: 5 %, FK: 7.5 %), Erbrechen (gesamt: 6.25 %, IK+FK: 5 %, FK: 7.5 %), Frieren (gesamt: 5 %, IK+FK: 5 %, FK: 5 %) und Durst (gesamt: 2.5 %, IK+FK: 2.5 %, FK: 2.5 %).
Gruppenunabhängig waren die am häufigsten genannten Symptome: Schmerzen (13.8 %) und Angst (13.8 %). Die Patienten in der Gruppe ohne Ischiadicuskatheter hatten häufiger Schmerzen (7/4 der Patienten) als in der Gruppe mit IK. Das Symptom Angst war in der Gruppe mit Ischiadicuskatheter häufiger (7/4 der Patienten) als in der Gruppe ohne IK.
Bei den postoperativ unerwünschten Begleiterscheinungen wie Unwohlsein, Übelkeit, Erbrechen oder Frieren konnten keine Unterschiede zwischen den beiden Gruppen nachgewiesen werden.

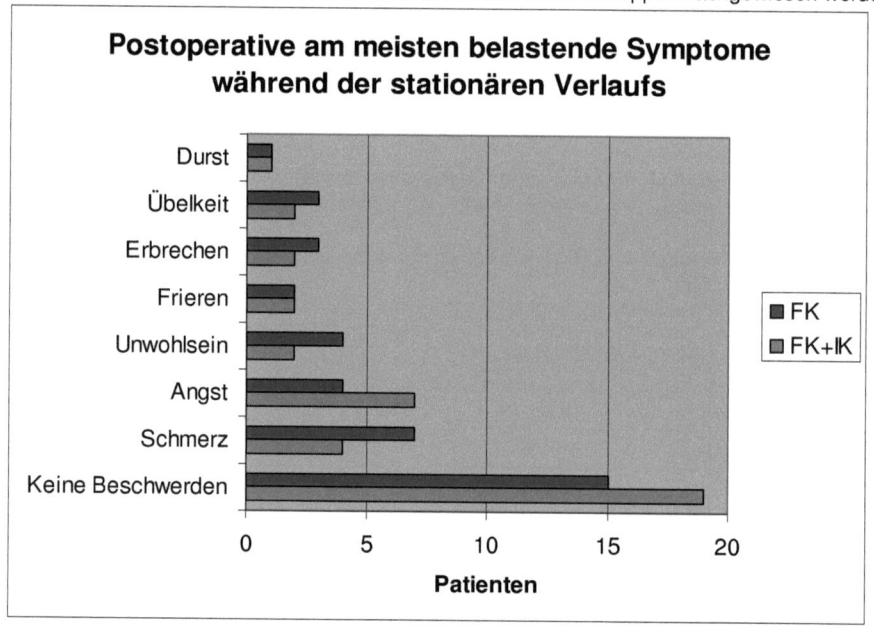

Abb.11: Postoperatives Patientenbefinden und belastende Symptome der FK-Gruppe und FK+ IK -Gruppe.

34 der Patienten(43,8%) waren in Bezug auf Schmerz, Angst, Übelkeit, Erbrechen, Unwohlsein, Durst und Frieren beschwerdefrei.

Durch die Kombination von FK mit IK konnten die am stärksten gefühlten Belastungen durch Schmerz von 17.5 % auf 10 % reduziert werden. Das Symptom Angst hatte aber von 10 % auf 17.5 % zugenommen.
Es zeigten sich keine signifikanten Gruppenunterschiede im Bezug auf das Symptom Schmerz (p = 0.518) und Angst (p = 0.518) sowie bei den postoperativ unerwünschten Begleiterscheinungen Unwohlsein (p = 0.338), Durst (p = 0.494), Erbrechen (p = 0.179), Frieren (p = 1), Übelkeit (p = 1).

5.5 Krankenhausliegedauer

Im Bezug auf die Dauer des stationären Aufenthaltes ergaben sich signifikante Gruppenunterschiede (p < 0,000). Die Patienten der Gruppe ohne Ischiadicuskatheter blieben lediglich drei Tage länger in stationärer Behandlung. Der stationäre Aufenthalt der Patienten war somit mit Ischiadicuskatheter deutlich kürzer als ohne Ischiadicuskatheter.

Die deskriptive Darstellung der Krankenhausaufenthalte zeigte für die gesamten Patienten den Mittelwert 16.88, die Standardabweichungen lagen bei 2.69. Der maximale Krankenhausaufenthalt betrug 26 Tage und der kürzeste Krankenhausaufenthalt lag bei 11 Tagen.

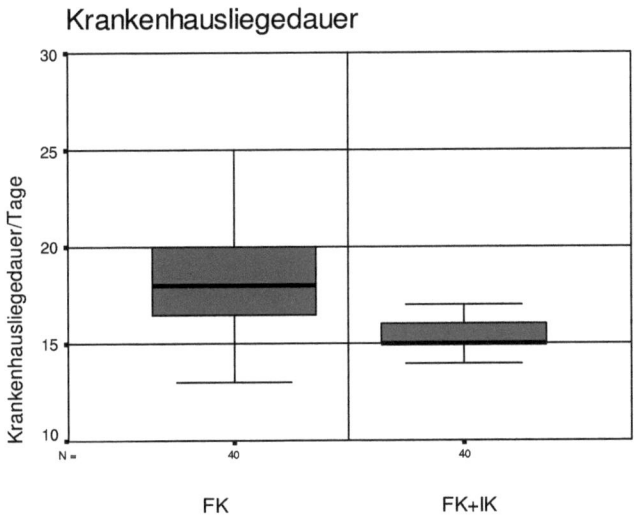

Abb.12: Dargestellt sind die arithmetischen Mittelwerte der Krankenhausliegedauer und die Standardabweichungen der FK und FK+IK Gruppe dargestellt. (N= Patienten).
Die Dauer des stationären Aufenthalts eines großteils der Patienten (34 Pat., 42.6 %) lag zwischen 14 - 16 Tagen. 24 der Patienten (30 %) waren 17 - 18 Tage im Krankenhaus. Die kürzeste Liegedauer lag bei 11 - 14 Tagen, bei 7 der Patienten (9 %). Der längste stationäre Aufenthalt lag bei 22 - 26 Tagen, bei 5 Patienten (6.4 %).

Die vergleichende Statistik zeigte bei der IK+FK- Gruppe einen Mittelwert von 15,55 Tagen, dieser lag bei der FK Gruppe bei 18,20 Tagen. Die Standardabweichung der Gruppe mit IK+FK lag bei (1.38) und FK bei (3.02).

Test Statistics

	KR.HA
Mann-Whitney U	308,000
Wilcoxon W	1128,000
Z	-4,807
Asymp. Sig. (2-tailed)	,000

a Grouping Variable: IK

Group Statistics

	IK	N	Mean	Std. Deviation	Std. Error Mean
KR.HA	FK	40	18,52	3,99	0,63
	IK+FK	40	15,55	1,38	0,22

6. Diskussion

Schmerztherapie beim Kniegelenksersatz

Postoperativer Schmerz stellt ein großes Problem nach totalem Kniegelenkersatz dar. So berichten nach Bonica 60 % der Patienten von starkem und 30 % von mäßigem Schmerz (54). Der Schmerz verhindert dabei eine frühe und intensive Physiotherapie, den größten Einflussfaktor für ein gutes postoperatives funktionelles Ergebnis in der Rehabilitation [55, 56].

Schmerztherapeutische Verfahren im Vergleich

Im Wesentlichen stehen für das postoperative Schmerzmanagement drei Verfahren zur Verfügung: Die systemische Analgesie (i.m.Opioidgabe, i.v.-Opioidgabe als Bolus, kontinuierlich oder Patienten kontrolliert), die rückenmarksnahen Leitungsanästhesien (kontinuierliche Peridural- oder kontinuierliche Spinalanästhesie) und die peripheren Nervenblockaden, wie Psoas-Kompartment-Block [57] oder „3 in 1" Block (mit oder ohne Kombination mit N. ischiadicus-Blockaden). Edwards und Wright zeigten 1992, dass Patienten mit kontinuierlicher „3 in 1"-Blockade signifikant geringere Schmerzscores aufwiesen als Patienten mit i.m.-Analgetikagabe [65]. Chelly (63) und Singelyn (58) fanden unabhängig voneinander unter kontinuierlicher Femoralis-Blockade signifikant bessere Analgesie als unter Patienten kontrollierter i.v.-Analgesie (PCIA), die Mobilisation war schneller möglich und vorgegebene Funktionsziele (z.B. Beuge-/Streckfähigkeit im Kniegelenk) wurden eher erreicht. Zudem reduzierte sich in den dargestellten Studien zur Regionalanästhesie die Zeit des Krankenhausaufenthaltes um 20%.

Capdevilla (24) fand zudem in einer ähnlichen Arbeit signifikant weniger postoperative Übelkeit und Erbrechen (PONV) als in der PCIA-Gruppe. Williams-Russo und Haas et al beschrieben bei einem Vergleich von Epiduralanästhesie und i.V.-Analgesie ebenfalls ein schnelleres Erreichen der Rehabilitationsziele in der Regionalanästhesie-Gruppe. Die Inzidenz von tiefen Beinvenenthrombosen und Lungenembolien war hingegen in beiden Gruppen ähnlich (61).

Vergleicht man die Epiduralanästhesieverfahren mit der peripheren Blockade des N. femoralis, so sind in zahlreichen Studien in der analgetischen Leistung beider Verfahren keine Unterschiede zu sehen. Schmerzscores und Opioidverbrauch sind in beiden Gruppen vergleichbar, auch frühfunktionelle Ergebnisse hinsichtlich Mobilisierung und Beweglichkeit im Kniegelenk sind nicht verschieden (63,58,24). Allerdings ist die Rate an unerwünschten Wirkungen in der Epiduralgruppe höher als in der Gruppe der peripheren Nervenblockaden (Hypotension, Harnverhalt, Juckreiz), daher wird von den betreffenden Autoren bei gleicher Wirksamkeit der „3 in 1" Katheter empfohlen.

Wenk zeigte in einer Studie, dass die Rate an postoperativer Übelkeit und Erbrechen (PONV) nach Knie- und Hüftgelenksersatz bei allen Patienten mit 25 % (nur Übelkeit) und 16 % (Erbrechen) hoch war, bei denen sowohl eine kontinuierliche Spinalanästhesie als auch Allgemeinnarkosen durchgeführt worden waren (60). Die zusätzliche Allgemeinnarkose zu dem peripheren Nervenblock erhöhte in der vorliegenden Arbeit also nicht das Risiko für PONV, allerdings reduzierte der verminderte intraoperative Opioidverbrauch das Risiko im Vergleich zur Allgemeinanästhesie allein auch nicht. Der Einfluss der intraoperativen Opioidgabe auf PONV muss daher noch genauer untersucht werden (60).

Der „3 in 1 Block " erreicht wie oben beschrieben im besten Falle eine Blockade des N. femoralis, N. obturatorius und N. cutaneus lateralis. Die gesamte Dorsalseite des Beins wird hierbei nicht betäubt. Zahlreiche Kollegen blockieren daher beim Kniegelenkersatz zusätzlich den N. ischiadicus, in der Hoffnung eine zusätzliche Schmerzreduktion zu erreichen. Andere sind der

Ansicht die Gefahr, z.B. ein Kompartmentsyndrom zu übersehen, sei zu groß. Außerdem könne im Falle einer Fußheberparese nicht differenziert werden, ob der Nervenschaden operativ oder durch die Regionalblockade verursacht worden sei (64,66).

Ob die zusätzliche Ischiadicusblockade tatsächlich einen Vorteil bringt, wird von verschiedenen Studien unterschiedlich bewertet. Allen berichtet 1998 von einer klaren Überlegenheit der Femoralisblockade gegenüber der i.v.-Analgesie, allerdings sah er keinen signifikanten Unterschied zu der Gruppe mit kombiniertem Femoralis-Ischiadicusblock (62), weder in Ruhe noch unter Belastung und weder auf der visuellen Analogskala noch im Opioidverbrauch. Weber schrieb später in seinem Kollektiv hätten 30% der Patienten unter laufender Femoralis-Infusion einen zusätzlichen Ischiadicusblock benötigt. Darunter gingen nicht nur die angegebenen Schmerzintensitäten zurück, die Patienten benötigten schließlich auch weniger Opioide als die Gruppe mit isoliertem „3 in 1" Block (59). Auch Ben-David befand in der Diskussion seiner Arbeit, bei der er einen single-shot Ischiadicusblock mit einer kontinuierlichen Infusion zusätzlich zum „3 in 1" Katheter verglich, dass die Patienten vom Ischiadicusblock profitierten. Nach Abklingen des single-shots hatten die Patienten signifikant mehr Schmerzen als die, bei denen der N. ischiadicus betäubt blieb (52).

In der hier vorliegenden Arbeit zeigte sich ebenfalls ein Abnahme der Schmerzintensität in Ruhe bei den Patienten mit Ischiadicuskatheter und Femoraliskatheter in Vergleich zur Gruppe mit alleinigem FK.
Die Schmerzintensität wurde in beiden Gruppen signifikant unterschiedlich empfunden (VAS1: $p<0.001$, VAS2: $p<0.028$, VAS3: $p<0.001$).
Eine signifikante Reduktion des intraoperativen Opioidverbrauchs (Sufenta mite) wurde registriert ($p<0.001$). Hier lagen die Mittelwerte in der FK-Gruppe bei 55.11 µg und bei der FK + IKGruppe bei 25.89µg, das heißt in der FK + IK-Gruppe wurde nur die Hälfte des intraoperativen Analgetikabedarfs benötigt, den die FK Gruppe erhielt..

Ebenso wurde eine signifikante Reduktion des zusätzlich zu den Regionalblockaden postoperativ benötigten systemischen Piritramid (Dipidolor) festgestellt ($p<0.001$). Der Medianwert für die FK+ IK-Gruppe lag bei 27.65 mg Piritramid (Dipidolor) und für die FK-Gruppe bei 53.65mg

Auch bei der Analyse der Krankenhausliegedauer zeigte sich ein signifikanter Unterschied zwischen den beiden Gruppen ($p<0.001$). Die Gruppenstatistik zeigte bei der IK+FK- Gruppe einen Mittelwert von 15,55 Tagen, dieser lag bei der FK Gruppe bei 18,20 Tagen. Die Standardabweichung der Gruppe mit IK+FK lag bei (1.38) und FK bei (3.02).
Die Krankenhausliegerdauer war in der Patientengruppe mit zusätzlichem Ischiadicus-katheter um 3 Tage kürzer als die Vergleichsgruppe.

Die vielschichtigen Vorteile einer regionalen peripherer Nerven mit Katheterverfahren sind nach Eingriffen am Kniegelenk nachgewiesen(24,26,63,68).Die Schmerztherapie schafft die Voraussetzungen für eine intensive Mobilisation und Rehabilitation durch Pflegekräfte und Physiotherapeuten. Als Resultat kann die Rekonvaleszenz, wie bei „fast track"Konzept (14), beschleunigt werden. Nach Eingriffen wie der Totalendoprothese des Kniegelenks(Knie-TEP) wurde deutlich, dass die Integration der regionalen Analgesie (Femoraliskathter oder Epiduralanästhesie) zur Schmerztherapie zu einer besseren postoperativen Gelenkbeugung führte (26,63). In den USA konnte mit dieser Vorgehensweise eine frühere Entlassung nach etwa vier bis fünf Tagen erreicht werden (32,63) .Die folgende ambulante Rehabilitationsdauer war im Median etwa 20 bis 25 Prozent kürzer als bei Patienten, die nach dem Eingriff eine Patienten kontrollierte intravenöse Morphinpumpe (PCIA) erhalten hatten (24).
In der vorliegenden Untersuchung konnte ebenfalls eine frühere Entlassung der Patienten, wie in den Arbeiten von Chelly und Capdevilla beschrieben, erreicht werden.
In der Arbeit von Capdevilla (1999) wurde eine frühere Rehabilitationsdauer bei der Anwendung der Epiduralkatheter und Femoraliskatheter im Vergleich zu PCIA bewiesen.In der vorliegenden Studie werden die Ergebnisse von Capdevilla bestätigt und darüber hinaus durch die Erweiterung der Schmerztherapie mit IK werden Patienten etwa drei Tagen früher aus dem Krankenhaus entlassen als die Patienten mit FK.

Weitere Autoren fanden bei Patienten mit einer kontinuierlichen Reginolanästhesie (FK) nach Knie-TEP eine im Vergleich zu einer PCIVA signifikant früher erzielte Beugung des Kniegelenks von 90° und eine verkürzte Rehabilitationsphase(58). Ebenso diese Ergebnis wird durch die Anwendung der IK+FK als klaren Entlassungskriterien in der vorliegenden Arbeit bestätigt.

In dem Beobachtungszeitraum dieser Studie haben unsere Patienten von der zusätzlichen Ischiadicusblockade profitiert. Die schnelle und einfache Punktion sowie der sichere Zugangsweg, der mit dem lateralen Ischiadicusblock realisiert wird, vereinfacht dabei die Entscheidung für dieses kombinierte Verfahren.

In der vorliegenden Studie ist der zusätzlich zur FK- und IK-Blockade benötigte intra- und postoperative Opioidverbrauch als die aussagekräftigste Variable zur Untersuchung der Qualität der postoperativen Schmerztherapie anzusehen. Die Patienten wurden explizit dazu aufgefordert, dass sie starke Schmerzen nicht erleben müssen. Durch die Schmerztherapie wurde eine Reduktion des Schmerzen in den Bereich der VAS-Skala von 0-3 angestrebt

Die Reduktion des Opioidverbrauchs und die VAS-Werte beider Gruppen sind als Konsequenz des Erlebten für die Interpretation der Studienergebnisse gut verwertbar; als Unterlagen der Qualität der postoperativen Schmerztherapie durch Kombination von Femoralisblockade mit Ischiadicus .

Für den Umstand des hohen zusätzlichen Opioidverbrauchs kommt die Erklärung in Frage, dass Patienten nach Knieeingriffen Schmerzen im Kniebereich, die nicht vom Femoraliskatheter betäubt werden, verspüren können. Der N. ischiadicus bleibt in der FK-Gruppe ohne Anästhesie. In einer Studie von Ben-David B. (52) erforderte die Schmerztherapie nach dem operativen Eingriff in nahezu allen Fällen nach dem anfänglich isolierten Femoralisblock einen zusätzlichen Ischiadicusblock. Diese Maßnahme bewirkte eine erhebliche Reduktion in der Schmerzintensität. Nach den Ergebnissen dieser Studie ist eine isolierte Femoralisblockade nach großen Knieeingriffen nicht die Methode der Wahl zur adäquaten Schmerzreduktion, sondern sollte mit einem zusätzlichen Ischiadicusblock kombiniert werden.
In Unser Untersuchung, die den direkten Vergleich zweier Anästhesieverfahren für die postoperative Analgesie bei Kniegelenkersatz ermöglicht, konnte deutlich gezeigt werde, dass bei dem kombinierten Katheterverfahren mit IK+FK es zu einer deutlichen Abnahme des Opioidverbrauchs und zu einer signifikant kürzeren Krankenhausliegedauer kommt.

Während der peripheren Nervenkatheteranalgesie wurden Lokalanästhetika über Katheter kontinuierlich und patientengesteuert verabreicht. Eine Vielzahl überwiegend randomisierter, kontrollierter Studien und mehrere Metaanalysen belegen Vorteile der regionalen Analgesie. Diese beruhen auf der intensiven Wirkung des Lokalanästhetikums auf afferente Nervenfasern. Beispiele sind die niedrigere Schmerzstärke bei Bewegung oder Physiotherapie (67). Die Patienten erreichen schneller innerklinisch definierte Entlassungskriterien (32). Darüberhinaus werden sie eher aus dem Krankenhaus entlassen (63,68).
Der postoperative Aufenthalt der Patienten war in der vorliegenden Untersuchung mit dem Kombinationsverfahren (IK+FK) signifikant kürzer als nach alleiniger FK-Behandlung.

Gemäß der Auswertung der postoperativen Fragebögen fühlten sich Patienten in der perioperativen Phase am stärksten belastet durch Angst (gesamt. 13.8 %, FK+IK 17.2 %, FK 10 %), Schmerz (gesamt. 13.8 %, FK+IK 10 %, FK 17.2 %). Als unerwünschte in der postoperativen Phase wurde Unwohlsein (gesamt: 7.5 %), Übelkeit (6.3 %), Erbrechen (gesamt: 6.3 %), Frieren (5 %), und Durst (2.5 %) angegeben.
34 der Patienten (43,8%) waren in Bezug auf Schmerz, Angst, Übelkeit, Erbrechen, Unwohlsein, Durst und Frieren beschwerdefrei.

Gruppenunabhängig waren die am häufigsten genannten Symptome Schmerzen (13.8 %) und Angst (13.8 %). Die Patienten in der Gruppe ohne Ischiadicuskatheter hatten häufiger Schmerzen (FK:7 (17,5 %) / IK+FK: 4 (10 %) als in der Gruppe mit IK+FK.
Das Symptom Angst war in der Gruppe mit Ischiadicuskatheter häufiger (IK+FK:7(17.5 %)/ FK:4(10%)- Patienten) als in der Gruppe ohne IK.

Durch die Kombination von FK mit IK konnten die am stärksten gefühlten Belastungen durch Schmerz von 17.2 % auf 10 % reduziert werden. Das Symptom Angst hatte aber von 10 % auf 17.2 % zugenommen.
Die Gruppenunterschiede im Bezug auf das Symptom Schmerz (p=0.518) und Angst (p=0.518) sowie bei den postoperativ unerwünschten Begleiterscheinungen(Unwohlsein p=0.338, Durst p=0.494, Erbrechen p=0.179, Frieren p=1, Übelkeit p= 1) erreichten jedoch kein signifikanzniveau.

Für den unzufriedenen Patienten mit Schmerztherapie kommen drei Erklärungsmöglichkeiten in Frage. Zum einen konnten die Katheter nach Verlegung in die Peripherie disloziert sein. Eine zweite Erklärung besteht darin, dass die Bolusgaben auf der peripheren Station über den Ischiadicuskatheter nicht optimal erfolgt sind (besonders in der Nacht). Eine weitere Erklärung kann eine suboptimale Katheterlokalisation sein.

Die Frage warum die Patienten in der IK-Gruppe häufiger Angst haben, kann bei vorhandener Sachlage nicht beantwortet werden. Es wären neue Studien zur Klärung des Symptoms Angst notwendig. Es wäre dann genau zu klären, in welcher Phase der Behandlung die Angst ausgeprägt ist und welche Einflüsse dies auf die Schmerztherapie hat.

Bei der Auswertung der Herzfrequenz und des Blutdruck zeigten sich keine Unterschiede zwischen den Gruppen. In beiden Gruppen gab es keine nennenswerte Abweichung von der Normwerten. Vermutlich hat die Reduktion des Schmerzes mittels der Kathetertechniken einen positiven Effekt auf die hämodynamischen Parameter.

Die Herzfrequenz (HR) unterschied sich während des gesamten Beobachtungszeitraumes nicht signifikant zwischen den beiden Gruppen. Die Wahrscheinlichkeit P. beträgt zwischen 0.308 und 0.931. Die deskriptive Auswertung der Herzfrequenz zeigte für die gesamten Patienten Mittelwerte zwischen 59 bis 76 Schläge pro Minute, die Standardabweichungen lagen bei 9 bis 13. Die höchste gemessene Herzfrequenz war 110 bpm bei einem Patienten vor der Einleitung und die niedrigste Herzfrequenz betrug 40 pro Minute, welche bei einem Patienten nach der Einleitung gemessen wurde.

Bei der Beobachtung der Häufigkeit von Abweichungen vom Blutdrucknormbereich traten keine signifikanten Gruppenunterschiede auf. Insgesamt konnte ein erhöhter systolischer arterieller Druck in der FK-Gruppe während des Beobachtungszeitraumes (RR1, RR2, RR3, RR6) gegenüber in der FK + IK-Gruppe) beobachtet werden. Dieser war aber nicht signifikant.
Sämtliche gemessenen hämodynamische Parameter (RR/HF) bleiben von der Wahl des Regionalanästhesieverfahrens weitgehend unbeeinflusst.

Für große Eingriffe an der unteren Extremität gibt es Fallberichte über eine hämodynamisch sehr stabile Anästhesieführung durch eine kombinierte Psoaskompartment- und Ischiadikusblockade bei Risikopatienten (69), diese wird aufgrund der relativ normalen hämodynamischen Parameter bei den untersuchten Patienten, die mit einem Fk bzw mit einem FK+IK für die Operation einer Kniegelenkendoprothese versorgt werden,in dieser Arbeit von uns bestätigt.

Postoperative Schmerztherapie vor dem Hintergrund der DRGs erfordert ein hohes Maß an Qualität. Eine effektive Schmerztherapie kann zur Reduktion organischer Komplikationen und Belastungen führen und somit zu einer kürzeren Verweildauer der Patienten.

Die finanziellen Einsparungen durch Reduktion der zusätzlich zur Regionalanästhesie benötigten Analgetika sowie eine schnellere Rehabilitation mit kürzerem Krankenhausaufenthalt rechtfertigen

den Mehraufwand der Katheterverfahren. Darüberhinaus ermöglicht die kürzere Liegedauer eine besondere wirtschaftliche Effizienz.
Nicht zuletzt steigt die Zufriedenheit der Patienten, die möglicherweise diese Erfahrungen bei einer wiederholten Krankenhauswahl berücksichtigen.

Kritikpunkt an dieser Studie ist die begrenzte Beobachtungszeit der Patienten: Diese wurden intraoperativ und bis 24 Stunden postoperativ auf der Intensivstation beobachtet. Einflüsse und Ereignisse von der Verlegung auf die periphere Station bis zur Entlassung wurden nicht erfasst (z.B.Infektionen).

Andere Kritikpunkte an dieser Untersuchung sind die retrospektive Analyse und die fehlende Randomisierung von Patienten. Es ist aber aus ethischen Gründen nicht angemessen den Patienten ein medizinisch effektives schmerztherapeutisches Verfahren, nämlich die Ischiadicusblockade, vorzuenthalten.

Aufgrund der Studienlage (24, 26, 37, 39, 47, 48, 59), welche die Vorteile in der Effektivität für die Kombination von Femoraliskatheter mit Ischiadicuskatheter bei der postoperativen Schmerztherapie bei Knieglenkersatz belegt, ist eine allgemeine Verwendung des Kombinationsverfahren gerechtfertigt. Diese Maßnahme bewirkt eine erhebliche Reduktion der Schmerzintensität. Nach den Ergebnissen dieser Studie ist eine isolierte Femoralisblockade nach großen Knieeingriffen nicht die Methode der Wahl zur adäquaten Schmerztherapie, sondern sollte mit einem zusätzlichen Ischiadicusblock kombiniert werden. Dies führt zu geringeren Opioidbedarf postoperativ und verkürzte die Liegedauer der Patienten.

7. Zusammenfassung

Bei großen operativen Gelenkeingriffen, wie der Implantation von Kniegelenkendoprothesen, sind postoperativ Schmerzen eines der Hauptprobleme. 75% aller Patienten haben postoperativ, vor allem während der Mobilisation, mäßige bis starke Schmerzen. Besonders ausgeprägt sind die Schmerzen innerhalb der ersten 72 Stunden nach der Operation. Ziel einer optimalen Schmerztherapie ist es, dass Verfahren mit den geringsten unerwünschten Effekten, bei guter Analgesie, zum Einsatz zu bringen. Dieses Problem lässt sich mit einer kontinuierlichen Form der Schmerztherapie gut bewältigen. Die kontinuierliche Nervus femoralis-Blockade gewährleistet in der postoperativen Behandlung nach komplexen Knieeingriffen eine effektive Schmerztherapie. Jedoch ist die Rate an Therapieversagern mit 10-40 % relativ hoch. Eine ursächliche Erklärung für diese Fälle mit unbefriedigender Analgesie, ist die nicht betäubte gesamte Dorsalseite des Beins, die aufgrund des Versorgungsbereiches des N. femoralis nicht miterfasst wird. In der vorliegenden Studie wird der Frage nachgegangen, ob durch einen zusätzlichen Ischiadicusblock kombiniert zur Femoralisblockade eine effizientere postoperative Analgesie sowie eine beschleunigte Genesung erreicht werden kann.

Die retrospektive Auswertung der prospektiven Vergleichsstudie wurde im Jahr 2005-2006 in der Abteilung für Anästhesie und operative Intensivmedizin des Dominikus Krankenhauses Berlin akademisches Lehrkrankenhaus der Charité durchgeführt.

Insgesamt wurden prospektiv nicht randomisiert 80 Patienten zwischen 45 und 85 Jahren in diese Studie eingeschlossen. Alle Patienten wurden wegen Gonarthrose elektiv in der Chirurgischen Abteilung des Dominikus Krankenhauses für eine Kniegelenkprothesenimplantation aufgenommen. 40 Patienten erhielten eine kontinuierliche Nervus femoralis-Blockade, 40 Patienten erhielten zusätzlich zur kontinuierlichen Nervus femoralis-Blockade einen Ischiadicuskatheter. Die Daten der intraoperativen und postoperativen Schmerzbehandlung wurden über einen Zeitraum von 24 Stunden erfasst. Das Patientenbefinden während der unmittelbar postoperativen Phase wurde vor der Entlassung der Patienten dokumentiert.

Im Vergleich der beiden Gruppen, isolierte FK-Anlage versus kombinierte Therapie mit FK+IK zeigte sich, dass das kombinierte Verfahren der alleinigen FK-Anlage deutlich überlegen ist:

1. Eine signifikante Reduktion des intraoperativen Opioidverbrauchs (Sufenta mite) wurde registriert ($p<0.001$).
2. Die Schmerzintensität wurde in beiden Gruppen signifikant unterschiedlich empfunden (VAS1: $p<001$, VAS2: $p<0.028$, VAS3: $p<0.001$).
3. Ebenso wurde eine signifikante Reduktion des zusätzlich zu den Regionalblockaden benötigten systemischen Piritramid (Dipidolor) festgestellt ($p<0.0$

4.Auch bei der Analyse der Krankenhausliegedauer zeigte sich ein signifikanter Unterschied zwischen den beiden Gruppen ($p<0.001$).

Es zeigten sich keine signifikanten Gruppenunterschiede in allen anderen relevanten Daten mit möglichem Einfluss auf das Ergebnis wie Patientendemographie, Prämedikation, Narkoseverfahren und Operationsmerkmale.
Nach den Ergebnissen dieser Studie ist eine isolierte Femoralisblockade nach großen Knieeingriffen nicht die Methode der Wahl zur adäquaten Schmerzreduktion, sondern sollte mit einem zusätzlichen Ischiadicusblock kombiniert werden. Dies führt zur erheblichen Reduktion in der Schmerzintensität und zu geringerem Opioidbedarf postoperativ.

8. Quellenverzeichnis

1. Briegel, J.; H.Forst, H. Hellinger, and M. Haller. 1991. Contribution of cortisol deficiency to septic shoch. Lancet 338:507-508.

2. Zimmerman, M 1996. Psychologische Schmerztherapie, S. 59-104, In: H.D. Basler. C. Franz, B. Kröner- Herwig, H.P. Rehfisch, and H. Seemann (Hrsg). Springer- Verlag Berlin, Heidelberg. New York.

3. Wiebalck, A. and M. Zenz. 1997. Neurophysiologische Aspekte von Schmerz und ihre Konsequenzen für den Anästhesisten. Anaesthesist 46 Suppl 3: 147-153.

4. Tölle, T. R., J.M. Castro-Lopes, A. Coimbra, and W. Zieglgänsberger. 1990. Opiates modify induction of c-fos proto-oncogene in the spinal cord of the rat following noxious stimulation. Neurosci. Lett. 111: 46-51

5. Lehmann, K. 1994. Schmerzmessung und dokumentation, S. 49 74. In K. Lehmann -Der postoperative Schmerz, Bedeutung, Diagnose und Behandlung. Springer Verlag, Berlin, Heidelberg, New York .

6. Dowling, J.1983. Autonomie measures and behavioral indices of pain sensitivity. Pain 16:193-200.

7. Adams, H. A. and G. Hempelmann. 1991. Die endokrine Sressreaktion in Anästhesie und Chirurgie Ursprung und Bedeutung. Anästhesiol. Intensivmed. Notfallmed. Schmerzther. 26:294-305

8. Cozier,T. 1986. Der Einfluß der Analgesie auf Stressantwort, S. 9-27. In Cozier, T. (Hrsg.) Analgesie in der Anästhesie.

9. Ejlersen, E., H. B. Andersen, K. Eliasen, and T. Mogensen. 1992. A comparison between preincisional and postincisional lidocaine infiltration and postoperative pain. Anesth. Analg. 74: 495-498

10. Chapman, C.R. 1984. New directions in the understanding and management of pain. Soc. Sci. Med. 19:1261-1277.

11. Stubbs, D.F. 1979. Visual analogue scales. Br. J. Clin. Pharmacol. **7**:12.

12. Fuccella, L.M., G. Corvi, F. Gorini, V. Mandelli, G. Mascellani, F. Nobili, S. Pedronetto, N. Ragin and I. Vandelli 1977. Application of nonparametric procedure for bivassay data to the evaluation of analgesics in man. J. Clin. Pharmacol. 17:177-184.

13. Melzack, R. 1987. The short forum Mc Gill Pain questionnaire. Pain 30:191-197.

14. Revill, S. I., J. O. Robinson, M. Rosen and M. L. Hogg. 1976. The reliability of a linear analogue for evaluating pain. Anaesthesie 31:1191-1198.

15. Thomas, T. A. And M. J. Griffiths, 1982. A pain slide rule. Anaesthesie 37:960-961.

16. Jensen, M. P., P. Karoly, E. F. O'Riordan, F. Bland, Irving, and R.S. Burns. 1989. The subjektive experience of acute pain. An assessment of the utility of 10 indices. Clin. J. Pain 5:153-159.

17. Bähr K, Ackern K van(2000): Qualitätsmanagement in der Anästhesie . Anaesthesist 49: 65-73

18. DGAI 1992 Maßnahmen zur Qualitätssicherung von Anästhesieverfahren. Anaethesiol Intensivmed 3: 78-83)

19. Hüppe M, Klotz KF, Heinzinger M, Prüßmann M, Schmucker P (2000) Beurteilung der perioperativen Periode durch Patienten. Anaesthesist 49, 613-623)

20. Hüppe M, Klotz KF, Bechhff M, et al (2003)Reliabilität und Validität des Anästhesiologische Nachbefragungsbögen bei elektiv operierten Patienten. Anaesthesist 52: 311-320

21. Weiler T et al (1999) Patientenbefragung in der Anästhesie: Der postanästhesiologische Befragungsbogen. Anaethesiol Intensivmed 40: 661-664).

22. Hüppe M, Klotz KF, Heinzinger M, Prüßmann M, Schmucker P (2000) Beurteilung der perioperativen Periode durch Patienten. Anaesthesist 49, 613-623)

23. Hüppe .M, Zöllner. M, et al (2005) Der Anästhesiologische Nachbefragungsbogen für Patienten in der Herzanästhesie. Anaesthesist 54:655-666.

24. Capdevilla X, Barthelet Y, Biboulet P, Ryckwaert Y, Rubenovith J, d'Athis F. (1999) Effects of peroperative analgesic technique on the surgical outcome and duration of rehabilitation after major knee surgery. Anesthesiology, 91 : 8-15.

25. Singelyn FJ., Gouverneur JM. Postoperative analgesia after total knee arthroplasty;i.v. PCA with morphine, patient-controlled epidural analgesia or continuous ;;three-in-one"-block? , a prospective evaluation by our acute pain service in more than 1,300 Patients. J Clin Anesth 1999;7:550-554.

26. Morin A Regionalanästhesie und Analgesie für die Kniegelenksendoprothetik Anästhesiol Intensivmed Notfallmed Schmerzther (2006) ; 7-8: 498-505

27. Katz J, McCarthney C J L. Current status of pre emptive analgesia.2002 Anesthesiology, 15:435-441.

28. Liu,S., R.L. Carpenter, and J. M. Neal. Epidural anesthesia and analgesia. Their role in postoperative outcome. 1995 Anesthesiology 82:1474-1506.

29. Winne AP, Ramamurthy S, Durrani Z. The inguinal paravascular technic of lumbar plexus anesthesia: the "3-in-1 block". Anesth Analg 1973; 52: 989-96

30. Rosenblatt RM. Continuous femoral anesthesia for lower extremity surgery. Anesth Analg 1980; 59: 631-2

31. Borgeat A, Schappi B, Biasca N, et al. Patienten controlled analgesia after major shoulder surgery: patient- controlled interscalene analgesia versus patient- controlled analgesia. Anesthesiology 1997; 87:1343-7.

32. Borgeat A, Tewes E, Biasca N, et al. Patienten controlled interscalene analgesia with ropivacaine after major shoulder surgery: PCIA vs PCA. Br J Anaesth 1998; 81:603-5.

33. Lang SA. The art and science of using a peripheral nerve stimulator: how close is close enough? Reg Anesth Pain Med 2002; 27: 330-2

34. Labat G (1924): Regional anesthesia. Its technique and clinical application. Philadelphia: Saunders; 45

35. Meier G, Büttner (2002): Allgemeine Aspekte peripherer Nervenblockaden der Extremitäten. In: Niesel HG, Van Aken Hrsg. Lokalanästhesie, Regionalanästhesie, regionale Schmerztherapie Thieme Stuttgart, 2. Auflage 237-266

36. Chelly JE, Delaunay L (1999): A new anterior approach to the sciatic nerve block. Anesthesiology 91: 1655-60

37. Pandin P, Vandesteene A, d´Hollander A (2003): Sciatic nerve blockade in the supine position: a novel approach. Can J Anesth 50,1: 52-56

38. Van Elstraete AC, Poey C, Lebrun T, Pastureau F (2002): New landmarks for the anterior approach to the sciatic nerve block: imaging and clinical study. Anesth Analg 95: 214-8

39. Sukhani R, Candido KD, Doty R et al (2003): Infragluteal-parabiceps sciatic nerve block: an evaluation of a novel approach using a single-Injektion technique. Anesth Analg 96: 868-73

40. Sutherland, IDB (1998): Continuous sciatic nerve infusion: expanded case report describing a new approach.Reg Anesth Pain Med 23(5): 496-501

41. Rorie DK, Byer DE, Nelson DO (1980): Assessment of block of the sciatic nerve in the popliteal fossa. Anesth Analg 59: 371-376

42. Singelyn FJ, Gouverneur JM, Gribomont BF (1991): Popliteal sciatic nerve block aided by a nerve stimulator: a reliable technique for foot and ankle surgery. Reg Anesth 16: 278-81

43. Bouaziz H, Mercier FJ, Narchi P et al (1997): Survey of regional anestheticpractice among French residents at ti me of certification.Reg Anesth 22: 218-22

44. Smith MP, Sprung J, Zura A et al (1999): A survey of exposure to regional anesthesia techniques in American anesthesia residency training programs. Reg Anesth Pain Med 24: 11-16

45. Hadžič A, Vloka JD, Kuroda MM et al (1998): The practice of peripheral nerve blocks in the United States: A national survey. Reg Anesth Pain Med23: 241-6

46. Guardini R, Waldron BA (1985): Sciatic nerve block. A new lateral approach. Acta Anaesthesiol Scand 29: 515-9

47. Pham-Dang C (1999): Midfemoral block: a new lateral approach to the sciatic nerve. Anesth Analg 88: 1421-9 Letter to the editor

48. Naux E, Pham-Dang C, Petitfaux F et al (2000): Sciatic nerve block: a new lateral mediofemoral approach. Value of its combination with a "3 in 1" block for invasive surgery of the knee.Ann Fr Anesth Reanim Jan; 19 (1): 9-15

49. Vloka JD, Hadzic A, Thys DM et al (1996): Anatomic considerations for sciatic nerve blocking the popliteal fossa through the lateral approach. Reg Anesth 21: 414-8

50 Floch H, Naux E, Pham Dang C et al (2003): Computed tomography scanning of the sciatic nerve posterior to the femur: Practical implications for the lateral midfemoral block. Reg Anesth Pain Med 28(5): 445-9

51 Dabbas Nayef A, Zuzuarregui Girones JC Arnal Bertome MC et al(2003): Lateral popliteal block: a modification of anatomical references. Rev.

52 Ben-David B, Schmalenberger K, Chelly JE. Analgesia after total knee arthroplasty: is continuous sciatic blockade needed in addition to continuous femoral blockade ? Anesth Analg (2004); 98: 747-9

53 Nentwig V, Zirke de Rodriguez S, Lorek S, Krämer J Postoperative Schmerztherapie nach orthopädischen Operationen : Eine Befragung von Ärzten, Pflegepersonal und Patienten. Z Orthop 2002; 111-113

54 Bonica J (1990) : Postoperative Pain. In: Bonica J, ed. The management of pain. 2nd ed. Philadelphia: Lea & Febiger: 461-80

55 Ryu J, Saito S, Yamamoto K, Sano S (1993): Factors influencing the postoperative range of motion in total knee arthroplasty. Bull Hosp Joint Dis 53: 35-40

56 Shoji H, Solomonow M, Yoshino S et al (1990): Factors affecting postoperative flexion in total knee arthroplasty. Oethopedics 13: 643-9

57 Serpella MG, Millar FA, Thomson MF (1991) Comparison of lumbal plexus block versus conventional opioid analgesia after total knee replacement. Anaesthesia, Apr; 46 (4): 275-7

58 Singelyn FJ, Deyaert M, Joris D et al (1998): Effects of intravenous patientcontrolled analgesia with morphine, continuous epidural analgesia, and continuous three- in- one block on postoperative pain and knee rehabilitation after unilateral total knee replacement. Anesth Analg87: 88-92

59 Weber A, Fournier R, Van Gessel E et Gamulin Z (2002): Sciatic nerve block and the improvement of femoral nerve block analgesia after total knee replacement. Eur J Anaesthesiol 19: 832-850.

60 Wenk M (2004) : Incidence and risk-factors of postoperative nausea and vomiting with certain regard to patients satisfactory. Abstract für ESAKongress

61 Williams-Russo P, Sharrock NE, Haas SB et al (1996): Randomized trial of epidural versus general anesthesia: outcome after primary total knee replacement. Clin Orthop Oct (331): 199-208

62 Allen HW, Liu SS, Owens BD et al (1998): Peripheral nerve blocks improve analgesia after total knee replacement surgery. Anaesth Analg; 87 (1): 93-7

63 Chelly JE, Grerger J, Gebhard R et al (2001): continuous femoral nerve blockade improve recovery and outcame af patients undergoing total knee arthroplasty. J Arthroplasty 16: 436-45

64 Cheney FW, Domino KB, Caplan RA (1999): Nerve injury associated with anesthesia. Anesthesiology 90:1062-9

65 Edwards ND, Wright EM (1992): Continuous low- dose 3-in-1 nerve blockade for postoperative pain relief after total knee replacement. Anesth Analg 75: 265-67

66. Fanelli G, Casati A, Torri G et al (1999): Nerve stimulator and multiple injection technique foe upper and lower limb blockade: failure rate, patient acceptance, and neurologic complications. Study group on regional anesthesia. Anaesth. Analg. 88(4): 847-52

67. Brodner G, Mertes N, Buerkle H et al (2000) : Acute pain management: analysis, implications and consequences after prospective experience with 6349 surgial patients. Eur J Anaesth, 17: 566-575.

68. Kehlet H, Wilmore DW: Mutimodal strategies to improve surgical outcome. Am J Surg (2002); 183: 630-641.

69. Ho AM, Karmakar MK: Combined paravertebral lumbar plexus and parasacral sciatic nerve block for reduction of hip fracture in a patient with severe aortis stenosis(2002). Can J Anaesth 49:946-950

9. Anhang

9.1 Parameter und Abkürzungen

PA : Patientenalter
PG : Patientengewicht
N: Anzahl der Patienten
ASA : American Society of Anesthesiologists

ND: Nebendiagnosen
      art. Hypertonus
      Asthma oder COPD
      HRST
      Myocardinsuffizienz
      Diabetes mellitus

Medikamente:
      Antihypertensiva (ACE-Hemmer, Beta-Blocker, Ca-Antagonisten)
      Antiarrythmica (B-Blocker, Digitalis, Amiodaron)
      Antidiabetika (Insulin, oral)

RR   (Blutdruck) und HF (Herzfrequenz)
      Vor dem Einschleusen
      Vor der Einleitung
      5 Min nach Anästhesiebeginn
      Op-Beginn
      Op-Ende
      Anästhesieende

OVI: Opioidverbrauch intraoperativ
DIP: Opioidverbrauch postoperativ bis20 Std.
Aan: Zusätzliche Schmerzmittel
IK: Ischiadicuskatheter
FK: Femoraliskatheter
VAS1 (Visuelle Analogskala) 4 Std. Postop
VAS2 16 Std. Postop
VAS3 Zeitpunkt der Verlegung auf die normale Station

Liegedauer

Was hat Sie am meisten belastet?
      Schmerz
      Übelkeit
      Erbrechen
      Angst
      Unwohlsein
      Durst
      Frieren
      Keine Beschwerden

FK+ IK-Gruppe: Patienten mit Femoralis und -Ischiadicuskatheter
FK-Gruppe: Patienten ohne Ischiadicuskatheter

9.2 Postoperativer Narkosefragebogen

MED LINQ Postoperativer Narkosefragebogen

| Patienten-Nr. | Wie wurden die Daten erhoben? — Befragung — Fragebogen | Datum (TT MM JJ) | Narkose-Datum (TT MM JJ) |

Angaben zur Person (bei Befragung entfällt Frage 1)

1. Sind Sie — weiblich / männlich
2. Ihr Geburtsjahr
3. Welche Form der Narkose hatten Sie?
   - Vollnarkose
   - Teilnarkose an einem Arm oder Bein (Plexus)
   - Teilnarkose der unteren Körperhälfte (Rückenmarksnahe Anästhesie)
   - Keine Erinnerung

Vor der Narkose

4. Waren Sie mit dem Aufklärungsgespräch zufrieden? Ja / Nein
5. Hat die Beruhigungstablette/-spritze zur Nacht vor der Operation gut gewirkt? keine bekommen / Ja / Nein
6. Hat die Beruhigungstablette/-spritze am Operationstag gut gewirkt? keine bekommen / Ja / Nein

Die Narkose

7. Waren Sie mit der Betreuung in der Narkosevorbereitung (Einleitungsraum) zufrieden? Ja / Nein
8. Waren Sie mit der Betreuung während der Narkose (bei Teilnarkosen) zufrieden? Ja / Nein
9. Waren Sie mit der Betreuung nach der Narkose (im Aufwachraum) zufrieden? Ja / Nein
10. Waren Sie mit dem Narkoseverfahren insgesamt zufrieden? Ja / Nein
11. Würden Sie ggf. dieses Verfahren wieder wählen? Ja / Nein

Nach der Narkose

12. Haben Sie nach der Operation gefroren? Ja / Nein
13. Haben oder hatten Sie Halsschmerzen? Ja / Nein
14. Haben oder hatten Sie starke Schmerzen im Operationsgebiet? Ja / Nein
15. Haben oder hatten Sie nach der Operation Übelkeit oder Brechreiz? Ja / Nein
16. Haben Sie erbrochen? Ja / Nein
17. Haben oder hatten Sie nach der Operation Durst? Ja / Nein
18. Haben oder hatten Sie nach der Operation Hunger? Ja / Nein
19. Haben oder hatten Sie Kopfschmerzen? Ja / Nein
20. Haben oder hatten Sie Probleme (andere als vor der Operation) beim "Wasserlassen"? Ja / Nein
21. Falls Sie eine oder mehrere der obigen Fragen mit "Ja" beantwortet haben, sind Ihre Beschwerden dann ausreichend und schnell behandelt worden? Ja / Nein
22. Fühlen Sie sich jetzt noch müde? Ja / Nein
23. Fühlen Sie sich jetzt noch unwohl? Ja / Nein

(Bitte nur eine Antwort)

24. Was hat Sie am meisten belastet?
    - Schmerz
    - Übelkeit
    - Erbrechen
    - Angst
    - Unwohlsein
    - Durst
    - "Frieren"
    - Keine Beschwerden

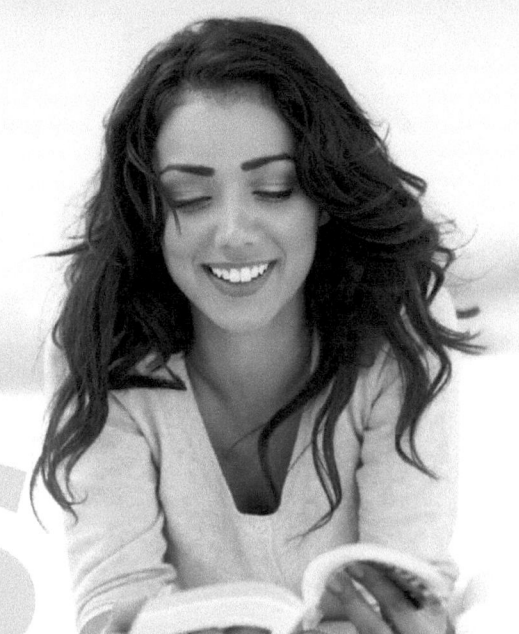

i want morebooks!

Buy your books fast and straightforward online - at one of world's fastest growing online book stores! Environmentally sound due to Print-on-Demand technologies.

Buy your books online at
www.get-morebooks.com

Kaufen Sie Ihre Bücher schnell und unkompliziert online – auf einer der am schnellsten wachsenden Buchhandelsplattformen weltweit! Dank Print-On-Demand umwelt- und ressourcenschonend produziert.

Bücher schneller online kaufen
www.morebooks.de

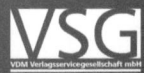

VDM Verlagsservicegesellschaft mbH
Heinrich-Böcking-Str. 6-8
D - 66121 Saarbrücken

Telefon: +49 681 3720 174
Telefax: +49 681 3720 1749

info@vdm-vsg.de
www.vdm-vsg.de

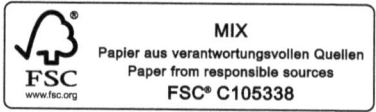

Printed by Books on Demand GmbH, Norderstedt / Germany